健康
Smile

92

健康
Smile
92

健康
Smile

92

健康
Smile

92

第一本
拯救焦慮、憂鬱、失眠的
情緒照護草本療法

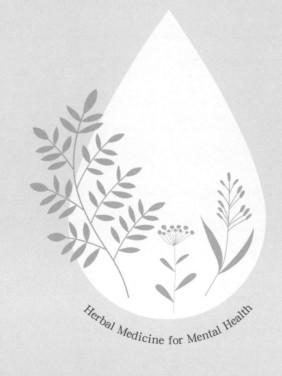

Herbal Medicine for Mental Health

莉莉安‧索姆納Lillian Somner／著

王惟芬／譯

健康 Smile 92

第一本拯救焦慮、憂鬱、失眠的情緒照護草本療法
權威精神科醫師給你安全有效的植物醫典

原著書名	Herbal Medicine for Mental Health
作　　者	莉莉安‧索姆納（Lillian Somner）
譯　　者	王惟芬
書封設計	林淑慧
特約文編	王舒儀
特約美編	李緹瀅
主　　編	高煜婷
總 編 輯	林許文二

出　　版	柿子文化事業有限公司
地　　址	11677臺北市羅斯福路五段158號2樓
業務專線	（02）89314903#15
讀者專線	（02）89314903#9
傳　　真	（02）29319207
郵撥帳號	19822651柿子文化事業有限公司
投稿信箱	editor@persimmonbooks.com.tw
服務信箱	service@persimmonbooks.com.tw

業務行政	鄭淑娟、陳顯中

立即購書	
專　　線	（02）89314903#15
Line ID	80306073
E - M a i l	service@persimmonbooks.com.tw

初版一刷	2023年05月
定　　價	新臺幣420元
I S B N	978-626-7198-49-0

HERBAL MEDICINE FOR MENTAL HEALTH: NATURAL TREATMENTS FOR ANXIETY, DEPRESSION, ADHD, AND MORE by LILLIAN SOMNER
Copyright: © 2022 by LILLIAN SOMNER
This edition arranged with KENSINGTON PUBLISHING CORP
through BIG APPLE AGENCY, INC., LABUAN, MALAYSIA.
Traditional Chinese edition copyright: © 2023 PERSIMMON CULTURAL ENTERPRISE CO., LTD
All rights reserved.

國家圖書館出版品預行編目(CIP)資料

第一本拯救焦慮、憂鬱、失眠的情緒照護草本療法：權威精神科醫師給你安全有效的植物醫典／莉莉安‧索姆納（Lillian Somner）著；王惟芬譯. -- 一版. -- 臺北市：柿子文化事業有限公司，2023.05
面；　公分. --（健康Smile；92）
譯自：Herbal medicine for mental health: natural treatments for anxiety, depression, ADHD, and more
ISBN 978-626-7198-49-0（平裝）

1.CST: 藥用植物 2.CST: 植物性生藥 3.CST: 自然療法

418.52　　　　　　　　　　　　　　　　　　　112005595

讀 者 迴 響

★★★★★莉莉安・索姆納醫師身為精神病學家、整骨療法醫師、針灸
師的專業知識，以及她與才華橫溢的丹尼爾・亞曼醫師的合
作經驗，在這本用自然的方式治療心理健康的優秀指南中，
獲得了真正的體現。

本書涵蓋了心理健康領域的各個層面和細節，從治療憂鬱、
焦慮、雙相情感障礙（躁鬱症）、女性的特定荷爾蒙問題、
睡眠障礙、注意力不足過動症，再到舒緩疼痛等等，特別令
人耳目一新的是，她將草藥與心裡之療、維生素、營養補充
品、飲食規劃——甚至是藥物——結合運用，以治療身心整
體的方法。

通常來說，以大自然智慧治療疾病的醫學書籍，大都會詆譭
對抗療法，但她保持了我欣賞的平衡。當然，她也提醒讀者
必須在自己醫療團隊的指導下施行草藥療法。

★★★★★我很高興能讀到心理健康方面的相關草藥資訊，在這本書當

中，主要分佈在三大部分——憂鬱症、焦慮症和雙相情感障礙（躁鬱症）。

我對莉莉安・索姆納醫師的說法很著迷，她提醒我們，這些精神問題與我們的身體系統或器官密切相關，例如，憂鬱症可能和腸道、甲狀腺、皮質醇、胰島素、性荷爾蒙、多囊性卵巢症候群、維生素D的問題相關，索姆納醫師將這些聯繫解釋得很清楚，並且介紹了多種草藥及其作用原理、個別案例研究，有助於讓我們了解她開出了哪些草藥藥方及其背後原因。

★★★★★在當今時代，心理健康比其他任何時候都來得更加重要。我建議大家多少都要涉獵一些心理健康、精神醫學方面的基礎資訊！

這是一本十分引人入勝的指南，提供了改善身心健康的有用知識建議。

★★★★★絕讚！莉莉安・索姆納醫師非常棒地為我們介紹草藥及其在支持心理健康、注意力不足過動症、多囊性卵巢症候群等疾病和認知行為治療等心理治療方面的用途。

★★★★★我覺得處理心理健康問題是非常不容易的一件事，我發現這本內容豐富的指南，能為專業人士和有此困擾的人帶來許多幫助。我會向所有需要處理心理健康問題的人推薦《第一本拯救焦慮、憂鬱、失眠的情緒照護草本療法》。

★★★★★對於想要開始使用草藥處理心理健康問題的初學者來說，這是一本很棒的書。作者解釋了每種草藥及其益處，非常容易閱讀，資訊滿滿！強烈推薦！

★★★★★這是每一位醫學院學生在醫學院學習期間都應該要能讀到的書，並繼續作為參考來幫助療癒「一個人的整體」。在《第一本拯救焦慮、憂鬱、失眠的情緒照護草本療法》中，你可以見識到草藥和西藥的良好結合……這本書非常有趣，可以了解各種心理健康的主題，以及認識可以對這些主題產生重大影響的草藥。

★★★★★強烈推薦給任何想要找尋一本幫助他們駕馭治療心理健康棘手問題的藥草參考書的人。

在處理大腦和心智問題時，
藥物永遠不該是你求助的唯一選項！

獻給

所有渴望學習使用傳統醫學的智慧和歷史、

認識來自植物的原始醫學的人。

未來的醫師將不再開藥，
他們會指導病患照顧身體、飲食，
探討疾病的起因和預防。

—托馬斯·愛迪生—

Contents

因焦慮或大腦忙碌而導致失眠｜改善疼痛造成的失眠｜用於神經系統
的一般支持

Chapter 16 緩解疼痛的草藥醫學 244
跳脫疼痛和情緒障礙的惡性循環

推 薦 序

在亞曼診所（Amen Clinics），經常有患者詢問：在處理精神、認知和行為問題時，使用藥物和採用自然方法的差別和比較。一般來說，我們的精神科醫師、綜合／功能醫學醫師、自然療法醫師和其他專家並不反對開立處方藥——只要是真的有必要。但是，我們堅信，在處理大腦和心智問題時，藥物永遠不該是你第一個求助的選項，也絕對不該是唯一的選項。

三十多年前，在我開始使用腦部單光子發射電腦斷層掃描（single photon emission computed tomography，簡稱SPECT）後，便對以自然方式來解決心理健康問題很感興趣。腦部單光子發射電腦斷層掃描是一種成像工具，主要是在測量大腦中的血流和活動，它會顯示出腦部運作健康、以及運作過少或過多的區域。從這些腦部掃描當中，我注意到一件事：一些典型的精神科藥物（特別是用於焦慮症的安眠鎮靜藥物苯二氮平類〔benzodiazepines〕和用於緩解疼痛的鴉片類藥物），顯然與不健康的大腦有關（此指長期使用這些藥物可能破壞大腦健康）。

處方藥也會產生許多不良副作用。例如，抗憂鬱藥物與體重增加有關，處理性功能障礙和抗焦慮的藥物則會讓人感到疲倦並引起腦霧（大

腦運作出現問題，導致注意力、記憶力、理解力下降，有如陷入一團迷霧中）這種認知功能下降的問題。除此之外，一旦開始服用某些藥物，可能就很難停藥；尤其是要停用抗憂鬱藥物或抗焦慮藥，可能會非常困難。

這激發我著手尋找具有科學研究支持，而且毒性最小、效果最佳的治療方法，最後，這大幅改變了我們治療患者的方式。在擔任精神科醫師近四十年後，我愈來愈推薦來自於自然界的處理方式——包括食物和營養保健品在內。

我們的許多患者也同樣對藥草感興趣。以植物當做藥物來治療疾病（而涵蓋心理健康問題在內）的歷史十分悠久，很幸運地，我在亞曼診所的團隊有莉莉安・索姆納醫師加入，她是一位接受過藥草培訓的精神病學家和整骨療法醫師。當患者或其他醫師有意採用藥草這個選項時，我經常會諮詢索姆納博士。

現在，我要向大家介紹她這本《第一本拯救焦慮、憂鬱、失眠的情緒照護草本療法》。此書是一寶貴的資源，探討古代藥草使用的迷人歷史，以及支持這些做法的現代科學，其寫作風格引人入勝，解答了我從患者和其他精神科醫師那裡聽到的許多問題，包括：藥草與功能醫學、順勢療法的比較；藥草的安全性及其在心理健康問題（諸如憂鬱症、焦慮症、躁鬱症、睡眠問題和慢性疼痛）上的應用，以及索姆納醫師在亞曼診所協助過的許多真實案例——這能讓本書讀來更貼近生活。

我認為，《第一本拯救焦慮、憂鬱、失眠的情緒照護草本療法》是精神科醫師和功能醫學醫師必讀的參考書，也適合其他希望擴展自然療

法知識的醫師閱讀。對於正在對抗精神健康問題，並且想要尋求傳統藥物之外的其他可能性的人來說，這是一本理想的入門書，當中介紹了藥草的世界，及其在改善人們生活方面能有多強大的影響。

丹尼爾・亞曼醫師（Daniel G. Amen, MD）

國際知名腦科學權威

美國亞曼臨床中心創辦人

《大腦生病救命手冊》作者

引　言

我以前讀書時從來不讀引言，但現在我一定會讀，因為它會讓我對作者產生一些認識，讓我能理解他們的觀點，知道他們受到什麼影響，以及他們如何思考，然後，我才會開始去讀一本書，去了解他們的想法。所以，現在讓我為你開一扇窗，讓你了解——我是誰，以及我的想法。我想要分享的是，身為精神科醫師的我，如何將藥草融入工作的這段旅程。

從醫學院畢業後，我就一直想要學習藥草，因為我想以藥草代替藥物來治療我的病患，當然，這意味著一個全新的醫學世界，我需要很努力地學習。然而，我才剛完成學業，真的很累，於是我決定暫時把我對植物界的興趣放在一旁，先賺錢償還我讀醫學院時的貸款。直到二十年後，我才再度回到這個世界，完成了我的旅程。

我熱愛我的工作，我當心理醫師有二十多年了，但除此之外，我還是位整骨療法醫師，多年來一直在用手法治療（利用手法進行非侵入性的治療，例如整脊、肌筋膜伸展等）來進行疼痛管理，甚至身兼兩職多年，將我的兩項專長重疊起來。進行推拿手法可以增進對患者的認識和親密感，會在人性層面上將執業人員與患者聯繫起來。

整骨訓練灌輸給我一項觀念：**人是身體、思想和精神的存在，是三位一體**；我所參加的每一場整骨療法研討會，也都是基於這個前提開始的。整骨療法的其他原則還有：**身體具有自我調節和自我修復的機制，身體是一個整體**，結構和功能是相互關聯的——這些都是不變的真理。醫生的工作，正是消除通往健康和身體正常運作的障礙。

我也接受過針灸訓練，這是一種將充滿能量的中醫應用於西方醫學實踐的複雜方法。正是在針灸的學習過程中，我才第一次體認到，患者的身心類型（biopsychotype）會展現在他們的行為和病理特徵上，因人而異，各有不同。在針灸評估中，會用六種結構性的身心類型來描述一個人的正常體質，以及可能導致此類型常見病理表現的特徵。身心類型是由一人的器官與其相關經絡間的能量關係所決定的，而判斷患者的身心類型是正確評估他們病狀以及制定療程的關鍵——這與現代主流醫學中的對抗療法那種以疾病來考量的一體適用走向非常不同。

多年來，在私人精神科診所治療病患時我一直秉持這些想法。精神科傳統的診斷方法是以縮寫為DSM（*Diagnostic Statistical Manual*）的《精神科醫師診斷手冊》當做醫療照護的標準，不過，這套方法的效果有限，似乎無法讓我好好了解眼前的患者。我開立的藥並沒有得到好的結果，有許多治療失敗和不良副作用的例子，在此，先容我岔開一下，我得特別強調一下，**處方用藥可能非常重要也很有幫助**，我就曾僅用藥物成功治療過一些患者。

我於是在美國抗衰老醫學會（American Academy of Anti-aging

Medicine，縮寫A4M）和功能醫學研究所（Institute for Functional Medicine，縮寫IFM）學習功能醫學，並開始擴展我的治療選項，納入運動、營養和膳食補充劑，我選的補充劑主要是胺基酸搭配少量藥草。就這樣，生活型態醫學成為我醫療工作的基礎，此外，身心療癒和情緒處理也很重要。然而，這非常困難，因為要完成這樣的療程會需要很長的時間，而且非常費力和痛苦。我們生活在一個要求即時滿足和追求萬能藥的時代，因此療程式的治療並不是大多數患者的首選——儘管這套方法非常有效。

然後在二〇〇九年，我遇到了亞曼博士並認識到使用SPECT（單光子發射電腦斷層掃描）掃描來做為診斷工具。亞曼博士發展出一套非常有用的SPECT掃描管理方案，這些掃描可以提供直接的圖像，讓人看到大腦這個主掌心理過程的器官。大腦負責解釋我們的生活事件，並依此做出決定，了解大腦，並利用腦部掃描，有助於我們制定出治療計畫，以深入而有意義的方式來改變患者。

所有這些都有助於診斷和制定治療計畫，但我仍發現：光是使用膳食補充劑，並不足以達到我在照護病患的過程中所期待看到的轉變。我的好朋友兼同事英加・威瑟（Inga Wieser）精通草藥學，同時也是芳療師，在她的私人診所中，患者因為她的幫助而出現了重大轉變。

她重新點燃我對藥草的熱情，我於是去上了藥草基礎課程，接觸到提耶拉歐娜・洛・道格（Tieraona Low Dog）博士的課程，就此為之著迷不已。洛・道格博士的教學方法很實用，我將從她那裡學到的知識應

用在臨床實踐中，很快地，我的患者出現好轉，而且副作用更少了！當我治療病患時，我會用盡一切所學：處方藥物、功能醫學、生活型態醫學、SPECT掃描和適當的療法，當然還有藥草。此後，我還完成了美國恢復醫學學會（American Academy of Restorative Medicine）開立的藥草認證課程。

本著活到老學到老的心態，我繼續我的研究，想要找一本由精神科醫師寫的專書，向我這類精神科醫師展示要如何使用這些我正在學習的卓越藥草，但是我一本都找不到。

然後，我又去找解釋藥草治療在心理問題上應用的書籍，也是一無所獲。我確實找到了一些網站，其中有些還蠻有幫助的，但當中沒有一個是由有執照的專業人士所寫。市面上確實有些寫來給讀者自學的藥草相關書籍，但沒有一本是專門以藥草為主題、把藥草的應用做為治療計畫的前鋒和中心的作品。

我認為，在處理心理問題方面之所以缺乏藥草治療相關書籍的其中一個理由是：就像針灸的醫理那樣，草藥醫學將心理問題視為整個人的一部分，具有其特定的特徵和細微差別，並沒有將心理問題本身視為一種病症，故而沒有相關的病理學。在草藥醫學的視野中，並沒有所謂的躁鬱症，而是一種特殊的能量類型，恰好在躁狂和憂鬱之間循環，重要的不是這個循環，而是造成這循環的特定能量類型。就草藥醫學的觀點來看，若能在治療這個循環的同時處理潛在的能量扭曲問題，治癒成功的機會就愈高。

本書首次嘗試填補心理疾病的治療與以全人醫學來處理心理問題二種方式的差距，並為二者搭起橋梁，這需要採用以草藥醫學為主的客製化治療方法，搭配生活型態和功能醫學的治療。我希望這本書能讓草藥醫學變得簡單易懂，讓任何想嘗試的人都能輕鬆上手。歡迎你一同加入我的旅程。

草藥醫學的基礎

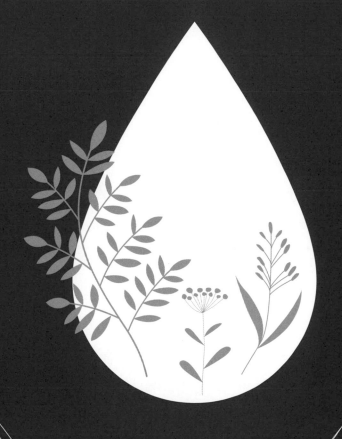

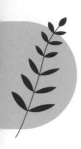

Chapter 1

何謂藥草？

具醫療價值的寶貴植物

在一本關於草藥學的書中，我認為最好要先回答這個問題：「到底什麼是藥草（herb）？」

最讓我感到不可思議的是，在我所有的草藥醫學教科書中，沒有一本對此定義過。在我展開更多研究、尋找答案的過程當中，我意識到：一個人對草本植物的定義，取決於要拿它來做什麼。

好比說，若是要拿來烹飪、食用或調味，那就是一種食物，一般稱為「香草」。

我翻開我的《廚師指南》，當中的描述是「芳香植物的葉子，通常生長在溫帶氣候區」（想必有讀者好奇香料的定義，我在此補充一下，香料是芳香植物的種子、樹皮、根、花、芽、樹脂或任何其他部分，通常來自熱帶氣候區）。我覺得這裡有趣的地方是，在定義中，植物需要是芳香的，有香味的植物富含揮發性的油，而當中有許多都用在芳香療法的精油中。

藥草的定義

美國草藥師協會（American Herbalist Guild）是首屈一指的組織，不僅進行草藥師培訓計畫，也在美國推廣藥草。他們是以醫學脈絡來定義藥草，「在醫學上，藥草是指任何具有治療價值的植物或植物的部分。」可以確定的是，藥草來自植物——無論是拿來當成食物吃、當成飲料、當做香料來調味，或是納入醫學用做藥物。植物的各個部分具有多種使用方式，某些植物只有根部具有價值，而另一些的寶貴之處則在於葉子和花朵中。

究竟什麼是草藥醫學？

我們可以直觀地從字面上來定義草藥醫學（或稱為植物療法），我們現在知道什麼是藥草，也了解醫學是用來治療不適或疾病的，因此，草藥醫學就是用藥草當做藥物來治療疾病的學科。草藥醫學中有一些不包含在藥物醫學中的概念，如補品或補劑（tonics）。補劑，或現在所謂的替代品，是指滋養和支持身體健康的藥草化合物，在後面的章節將會進一步探討補劑。

草藥醫學具有歷史悠久的傳統，無論生活在世界上的哪個地方，所有民族都曾以植物來治療疾病。在古代，就只有植物療法，地方上的醫

師（薩滿或男女巫醫）只認識植物，並會用此來治療各種疾病；想想在你胃不舒服時，你母親或祖母給你喝的洋甘菊茶或茴香茶。草藥醫學比西方醫學更古老，西醫僅有五百多年的歷史，但是幾千年來人們一直在用植物來治療自己和動物的疾病。醫療傳統是學徒制——由老師傳給弟子，因為在那個時代還沒有文字。一直以來，原住民族的食衣住行都仰賴周遭環境的一切，而醫療當然也不例外。

在今日的西方世界，大多數的醫療實踐都是基於希臘醫學，當中最著名的便是希波克拉底（Hippocrates）。一般相信，希波克拉底是第一位認為身體疾病有其自然原因的醫師（當時普遍認為疾病是來自於超自然原因，例如希臘人認為被太陽神阿波羅的弓箭射到時就會中「箭」生病），而他也是首位使用自然界中發現的天然物質——也就是植物——來進行治療的人。

希波克拉底同時也是第一個記錄他在患者身上使用的療法的醫師。他還會在他的治療中納入我們今天所謂的「生活型態醫學」，例如運動、飲食和新鮮空氣。他將醫療工作從神職人員那裡接手過來，打開了對植物進行科學研究的大門，不過，這裡的重點是，他相信讓人健康的不僅是藥物，還有生活型態，在本書的各章我都會繼續討論這一點。

草藥醫學與其他療法有何不同？

草藥醫學，如前所述，以藥草植物為主要材料來治療疾病，它是一

門完整的醫學，並且具有悠久的歷史，相比之下，對抗療法是用來描述西方醫學的一個術語。總體而言，**對抗療法是以藥物來對抗疾病症狀**，例如，醫師會開退燒藥或止咳藥來對付發燒或咳嗽。對抗療法的工具是藥物和手術，而藥物主要是在藥廠的實驗室合成的。

功能醫學是醫學實踐的最新發展，著重在優化身體的生理功能和心理功能，以此來改善身體健康。功能醫學是綜合性的，會同時使用到藥物醫學和草藥醫學，在功能醫學中，生活型態醫學一定是其基礎。

順勢療法是由塞繆爾・哈內曼（Samuel Hahnemann）於一七九六年開發出來的。順勢療法的發展是在因應當時的醫學實踐。在一七〇〇年代，醫學實踐根據的是藥理學之父帕拉塞爾蘇斯（Paracelsus）所提出的想法。帕拉塞爾蘇斯是一位鍊金術士，他對利用礦物質來治療身體很感興趣，他就是以汞（一種礦物質）來治療梅毒的始作俑者，這種療法也延續了很久，「與維納斯共度一夜春宵，就得和水銀過一輩子」的說法就是起源於那個時候，是指當時會用水銀來治療梅毒。

由於水銀有毒，哈內曼對水銀療法感到失望，並開始發展自己的想法和實驗。他提出了「相似」原則的治療，而不是採用對立的對抗治療。如前所述，在對抗療法中，要是患者發燒，會建議服用一些可以退燒的東西，但在順勢療法中，會讓患者服用會導致症狀但經過高度稀釋（所以不至於因此生病）的物質，這會與你的整體情況相似（順勢療法的用藥概念，打比方說，就是當你發燒，就去泡熱水澡，一樣都是「讓體溫升高」）。

在美國順勢療法研究所（American Institute of Homeopathy）的網站

上，對順勢療法的定義是：「順勢療法一詞來自希臘文，後來又相繼被吸收到拉丁文與英文中，字面上的意思是『像疾病一樣的』。這係指開給患者的藥物，並不是特定的疾病類別或醫學診斷，而是會在整體上造成類似其疾病的症狀。」

草藥醫學是否會使用精油？

精油是在植物中發現的揮發性化合物。所謂的揮發性是指：在常溫下，這些化合物很容易從植物中釋放到空氣中，也會輕易地為吸入者所聞到。

讓花朵散發出芬芳香味的是精油，它們共同的特點是具有「疏水性」（指與水互相排斥的物理性質，通常來說，當水滴接觸物質表面所形成的接觸角度大於九十度的話，就表示具疏水性）和「親油性」，因此，精油經常會混合在油中。它們本身並不是油，但有許多化合物可溶於許多不同的載體中，只是不溶於水而已。

精油之所以廣泛用在香水產業，自然是因為它們的香氣，也正是因為如此，精油療法才又被稱為芳香療法。隨著在各種層級的精油營銷業務問世，現在精油的用途已經變得更加廣泛，也開始有人對其藥用價值感興趣。

芳香療法和草藥醫學兩者的走向並不同，但可以相互搭配，產生很好地協同作用，在我的治療計畫中兩種都會用到。

特定器官系統的藥草親和力

　　草藥醫學中有一個概念並不存在於對抗療法中，那就是「藥草親和力」（herbal affinity）。在醫學院時，從來沒有人教過我這樣的概念，像是「要使用阿莫西林（一種抗生素），因為這對喉嚨有親和力」，在對抗療法中，我們並不會這樣想。我們是從藥物的角度來思考，衡量它們如何影響不適感或疾病，我們認為，如果有感染，那就是用抗感染的藥劑使其平靜下來，在大多數的情況下，藥物都是在減緩、減少或停止代謝過程。還有一些是設計來刺激生理過程的藥物，例如，藥用大麻中的屈大麻酚（marinol）可用於刺激食欲，而苯丙胺──即安非他命，則是用於刺激大腦。

　　在草藥醫學中，藥草具有廣泛的應用和作用，但對一器官系統會具有特定的親和力。比方說，眾所周知的抗焦慮藥草卡瓦醉椒最初之所以被引進美國，就是因為它對泌尿系統具有親和力，可做為膀胱抗痙攣藥物；它能夠使人在放鬆身體的同時仍保持頭腦清醒。山楂對心血管系統有親和力，而覆盆子葉則對子宮有親和力。

　　在草藥醫學中，使用某一藥草不僅是因為需要其作用，也是因為它對相關器官的親和力，例如，洋甘菊具有抗痙攣作用，同時還對胃腸系統有親和力。所以，若是有腸絞痛，會選擇洋甘菊，因為它對胃腸系統的親和力，同時又有抗痙攣作用；若是小腿肌肉痙攣，則會選擇抗痙攣的歐洲莢蒾（Cramp bark），因為它對肌肉痙攣具有親和力。

藥草通常具有多種作用，並且對身體的多個部位具有親和力。舉例來說，黑升麻能夠在身體的關節和肌肉處發揮抗發炎和止痛的作用，過去有人會拿它來治療風濕性關節疼痛——例如骨關節炎。然而，它也有助於治療出現在人們身上的深沉、陰暗情緒，即所謂的憂鬱症。這些情緒可能是偶發的，有時是伴隨月經週期，並且可能會讓人陷入非常黑暗的情緒中。

有些藥草的作用是根據植物的外觀或自然功能來推測。

黑升麻這種植物的頂部長有輕盈、美麗的花序，在地底下的根則是深沉、陰暗並纏繞成一團。黑升麻的內部（根部）是一團糾結的混亂，但外表卻是美麗的，因此，我們希望這種植物能夠在內心糾結但表面上仍然完好無事的人身上發揮作用。

又如柳葉馬利筋根（Pleurisy root），柳葉馬利筋是一種外型類似於肺葉構造的植物。柳葉馬利筋根對肺和胸膜（這是一種覆蓋在胸腔肋骨表面的薄膜，也覆蓋在整個肺葉上）具有很強的親和力。

紫草（Comfrey）幾乎在任何環境中都生長得很好，是一種組織的再生劑。提耶拉歐娜・洛・道格醫師分享了使用紫草來治療一位垂死病患的褥瘡的個人經驗：這名奄奄一息的男人看似毫無生命力可言，但紫草卻在二十四小時內就開始修復他那些深深的創口。

在藥物醫學中，我們會試圖一一分離出藥草中的化學物質，找出具有某種藥效的物質，而在草藥醫學中，同樣的藥草則可用於治療多種症狀，例如之前提到的黑升麻也可用於治療哮喘或支氣管炎。在以藥物治

療為導向的醫師眼中，治療哮喘和關節痛竟然會使用相同的藥物似乎很奇怪，但在草藥醫學中，這是司空見慣的。藥草通常是以方劑的型式來開立，因為它們產生的協同作用往往比單一化合物的效果好，例如，經常會同時使用黑升麻與半邊蓮來治療哮喘。

目前正在進行的藥草科學研究主要是找出具有療效的化合物。有時會鑑定、分離和合成出一種化合物，做成藥物，例如薑黃素，這就是在薑黃根中發現的抗發炎性化合物。

草藥安全嗎？

在我寫這本書時，我丈夫問我要如何在沒有科學研究的情況下解釋這些藥草的用途。這是對草藥醫學最常見的誤解，事實上，許多藥草都經過充分研究，當然，並不是所有的藥草都經過科學研究，但也不是所有的藥草都需要經過研究。如果我們知道藥草的成分，也知道這些成分的作用，我們就會知道這藥草的作用，沒有必要單獨測試每種藥草。

關於草藥醫學，每個人都會想問的問題就是其安全性。在美國，我們習慣以科學檢驗的結果以及是否通過食品藥物管理局（FDA）的嚴格要求來判定某一藥物的安全性。知道醫學界開給我們的藥物都有經過科學測試，讓人可以放心服藥，而在面對未經食品藥物管理局測試的藥草時，就缺乏這樣的安全感和信心。

我認為，這種對安全性的顧慮完全合理，畢竟這是給自己服用或是給家人服用的。

　　那麼，我們要如何知道藥草製劑是安全的、甚或是有效的？在草藥醫學中，這個答案有兩個面向：經過時間考驗的傳統，以及經過科學研究。這兩方面的答案都出現了，我們已經有許多關於植物和藥草的科學研究。

　　就其悠久的傳統來說中，人們在世界各地都可以找到相同或相似的藥草。幾個世紀以來，在各地的原住民文化中，一直使用同樣的藥草來處理同樣的毛病，透過這樣跨文化的悠久傳統，我們便得知該如何使用一種藥草，也得知哪些有毒、哪些不該食用。

　　薑黃便是藥草中經過時間考驗的一個例子，幾個世紀以來在阿育吠陀醫學中都有使用。薑黃屬於薑科，薑也來自於同一家族，薑黃也與薑有許多相同的益處，在古代，會用薑黃來治療胃腸道發炎、改善胃炎，並用於紓緩身體的疼痛和發炎。如果要以薑黃來舒緩胃腸道發炎，會將其混合在含脂肪或胡椒的食物裡吃下，或是直接空腹服用；若是為了紓緩身體其他部位的發炎，則會將其製成一種含有脂肪的食物——通常是酥油，此外還會添加胡椒。

　　目前相關的科學研究顯示薑黃的活性成分是薑黃素。至今已經累積有許多關於薑黃素的研究報告，日前在學術期刊檢索系統（PubMed）中搜尋，找到了一四五七七篇文章。在二〇〇九年十一月發行的期刊《替代醫療回顧》（*Alternative Medicine Review*）第十四卷上有一篇出

色的文章，總結了至今針對薑黃素所做的大量研究，目前已證明它可以治癒胃潰瘍、改善結直腸癌、降低各種癌症的風險（由於其抗發炎作用）、改善潰瘍性結腸炎，若是身體能夠吸收所服用的製劑，還會對關節炎和類風濕性關節炎很有幫助。

胃腸道並不能很好地吸收薑黃素，它也會迅速從血清中被清除。研究顯示，薑黃素在腸道中的吸收是靠胡椒的協助來完成的，更具體地說，是藉助於胡椒鹼（piperine）這種生物鹼——添加胡椒鹼會增加二十倍的吸收率。這就是一個很好的範例，顯示科學能夠驗證經過時間考驗的藥草傳統。

如今已有大量針對植物的科學研究用以確定其中所含有的生化成分，在認識這些成分的作用後，就不需要針對每種藥草設計安慰劑對照與雙盲研究。拿藥蜀葵根（Marshmullow root）以及滑榆樹皮（Sipperg elm bark）這兩種藥草來說，這兩者都用來處理類似的疾病，因為它們都是黏液型的鎮靜劑，而所謂的黏液植物，是指接觸到水時會膨脹並產生可紓緩和保護組織的黏液薄膜。這兩種藥草經常用於治療胃炎、胃食道逆流和咳嗽，在需要紓緩黏膜組織的時候，這兩種植物都會有效。認識它們的黏液成分就足以讓人了解植物的作用，因此不見得需要對每種植物進行具體研究。

最後，讓我來稍微簡介一下草藥的製作。身為消費者的我們，習慣去藥房領取醫師為我們開的處方，大多數時候，藥物是以藥丸的型式出現，我們也熟悉藥水的型式（例如咳嗽糖漿）和注射劑型式的藥物。

但藥草不一樣。**藥草通常會是以酊劑**（透過將藥草長時間置於酒精溶劑中，以萃取出其有效成分而得到的濃縮精華，亦可使用其他類型的溶劑，但若不是以酒精當溶劑，基本上不能稱為酊劑，為了方便讀者理解藥草型式，本書會以「無酒精酊劑」來泛指非酒精溶劑者，若有確定溶劑種類，則會明確指出，如甘油劑）**或萃取物的型式呈現**，這種製作方式是將藥草置於溶劑中來萃取出當中的成分。最常見的溶劑是酒精，但也可以使用其他溶劑，由於我通常都建議要長時間使用藥草製劑，所以我個人偏愛那種以無酒精方式來萃取的產品，這稱為甘油劑——用甘油和水做為溶劑萃取製成的。

　　此外，藥方也可以是乾燥或新鮮的藥草（植物長在地上的部分），或是乾燥或新鮮的根，可將藥草或根泡成茶飲用，最常見的茶是用植物長在地上的部分所製成，只需浸泡在水中，水就是溶劑。煎煮湯劑（decoction）則是以小火燉煮藥草，浸泡藥草，然後喝下水藥。通常是要萃取根部或厚實的木質莖中的成分，才會使用煎煮成湯劑的型式。

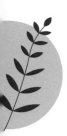

Chapter 2

診斷是成功治療的關鍵步驟
三大醫療體系如何診斷憂鬱症

診 斷是指醫師在爬梳患者的症狀與不適後，釐清問題癥結。做出診斷，便能讓醫師找出有助於改善患者的治療方法。

準確診斷是成功治療的關鍵，然而，要準確的診斷並沒有那麼容易，而且由於疾病可能會演變，因此診斷也可能要跟著變動。

隨著醫學類型不同，也會做出不同的診斷。西醫、漢醫和草藥醫學所著重的病灶完全不同，治療方法也各有差異。

在東西醫療傳統的診斷中，最大的差別在於生命力（life force）的概念，也稱為能量或氣。東方醫療從業者在進行診斷時考量的是能量失衡的問題，而在西方的對抗式療法中，則是根據症狀、身體檢查、實驗室檢驗和圖像來做出診斷。西方的草藥治療比較類似西醫的對抗療法，但也重視個體本身的細微差別；在對抗療法中，主要關注的是疾病的狀態，但是西方的草藥醫學主要關注的是患者整個人的狀態。草藥醫學著眼於患有疾病的人，而不是患者的疾病。

現在讓我們看看這三種醫療體系是如何診斷憂鬱症的。

對抗療法醫學的精神狀態檢查和客觀體徵

在對抗療法醫學中，若一人在一段時間內經歷一系列既定症狀，就會做出有重度憂鬱症發作的診斷。這些症狀是根據《精神科醫師診斷手冊》而來，一人必須在兩週內出現以下五種以上的症狀：

· 有好幾天情緒低落。

· 在從事所有或大多數活動時，愉悅感顯著降低，幾乎每天如此。

· 體重或食欲顯著變化；體重增加或體重減輕。

· 他人觀察到思緒遲緩和身體運動減少（不能只是個人的自我認知）。

· 幾乎每天都會感到疲勞或無力。

· 幾乎每天都覺得自己毫無價值，或是有不恰當的內疚感。

· 幾乎每天都出現思考力或集中力下降，或是變得優柔寡斷。

· 反復出現死亡念頭；反復出現自殺意念，但尚未有具體計畫，或是自殺未遂或已想出具體自殺計畫。

而且，這些症狀必須嚴重到干擾一人的生活，而且不是源於另一種疾病或藥物濫用而產生的結果。

重度憂鬱症發作的診斷是透過面談來進行的，這稱為「精神狀態檢查」，在進行這項檢查時，醫師會詢問患者問題（例如，詢問他們的感受），並加入醫師對此患者的觀察，這稱為「客觀體徵」。這時，醫師會試圖排除造成此情緒的任何生理原因，並且會安排血液檢查，以確保沒有其他潛在的醫學原因導致情緒低落。

　　整合醫學科的醫師也會進行精神狀態檢查，不過有血液檢查會更完整。整合醫學科可能會尋找發炎和感染以及荷爾蒙失調的跡象，所有這些都可能導致情緒障礙。

　　第一位將影像學研究納入精神疾病診斷的人，就是丹尼爾·亞曼醫師。下面有兩張SPECT掃描大腦的圖像，圖2.1是憂鬱症患者的大腦圖像，患者的邊緣系統出現過度活躍的情況，這與情緒低落有關。請注意正常人的大腦掃描（見下頁的圖2.2）與憂鬱症大腦的差異。

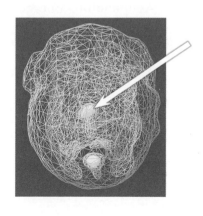

注意過度活躍的邊緣系統

圖2.1　顯示憂鬱症的大腦圖像。（經患者許可使用）

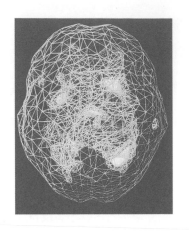

圖2.2　正常活動的大腦掃描。（經亞曼診所圖書館許可使用）

中醫學的能量方程式

中醫的診斷方法則完全不同。

我個人是在針灸能量學機構（Acupuncture Energetics）接受約瑟夫・赫爾姆斯（Joseph Helms）醫師的培訓。赫爾姆斯醫師僅在位於加州柏克萊的赫爾姆斯醫學研究所（Helms Medical Institute）教授醫師和受過醫學培訓的人員針灸，這是美國最早、也是最著名的醫師針灸培訓課程。

不過，這套系統與大眾比較熟悉的中醫系統（Traditional Chinese Medicine，縮寫TCM）不同，中醫的針灸系統是基於藥草模型而不是能量模型，而我在本書討論的是能量模型。請注意，這裡對針灸的討論非

常簡短，並不能代表形成中國能量醫學的完整醫療系統。根據能量醫學，有六種基本能量和源自於此的十二條經脈。每個經絡系統都對應到能量器官系統，並且會對其功能產生影響。以下是十二經脈：

- 肺經。
- 心包經。
- 心經。
- 結腸經。
- 三暖經。
- 腸經。
- 膀胱經。
- 胃經。
- 肝經。
- 脾經。
- 腎經。
- 膽經。

　　利用這些原則來對患者進行診斷，根據受擾動的經絡／器官系統來分類症狀，並建立出一能量方程式。

　　決定能量方程式的方法是：將病患的主訴放在一特定的能量軸上，然後確定出主要軸、次要軸和構成軸。接著，依照患者覺得最麻煩的主

訴（主徵）來決定治療方向，會優先處理這個問題，之後醫療從業人員會在患者每次求診時依序處理每個軸。每次就診時都會重新評估這條能量方程式，且可能會對治療方向加以調整。

因此，一個有憂鬱情緒的患者可能會被診斷為憂鬱症，但這些情緒只是他們能量方程式的一部分。醫療從業人員有可能會立即處理憂鬱情緒這一塊——因為這是患者來就診的原因，但擬定的治療計畫會包含所有的能量軸。

草藥醫學考慮患者特徵、症狀細節和藥草能量

西方的草藥醫學與這一切完全不同，不會直接使用能量方程式，但可能會考量藥草的能量學。我的意思是，草藥醫學考慮的是某一藥草的屬性，是涼性還是溫性，或是具有什麼會與患者的特徵產生共鳴的重要特性。

在評估患者時，雖然方式類似於對抗療法中詢問病史和身體檢查的評估，但草藥醫學還會考量患者的特徵，以及這些特徵與藥草的特性之間的關係。以著名的草藥醫師暨廣受歡迎的教師和演講家大衛・溫斯頓（David Winston）為例，他定義出十三種不同類型的憂鬱症，每一種都取決於個人生活的整體背景，草藥師會嘗試尋找造成憂鬱症的根本原因

（在本書的下一部分將會探討不同類型的憂鬱症）。例如，一種常見的憂鬱症類型是胃腸道憂鬱症（GI depression），面對表示有憂鬱問題的患者時，在詢問病史時評估消化系統的狀態是一個重要面向。有胃食道逆流嗎？飯後有無腹脹？曾被診斷有腸躁症嗎？這些和其他問題的答案將會影響治療的方向。**有證據顯示，腸道和大腦間是有關聯的，腸道發炎的人產生憂鬱情緒的風險要高出許多。**

因此，若是確定病因後，將會開立能夠治療腸道發炎的藥草。

在西方草藥醫學中，也有治療因為荷爾蒙失衡、無法緩解的悲傷和營養不良所造成的相關憂鬱症。以藥草治療，主要是在改善情緒，但同時也會治療潛在的不平衡，以草藥療法來支持潛在問題。

草藥醫學使用的診斷方法展現出對整個人的關注以及憂鬱情緒展現出的症狀細節，最重要的是去理解整個人、他們的特徵和他們潛在的體質。焦點是放在患者的整體上，而不是疾病狀態。

治療憂鬱症的草藥醫學

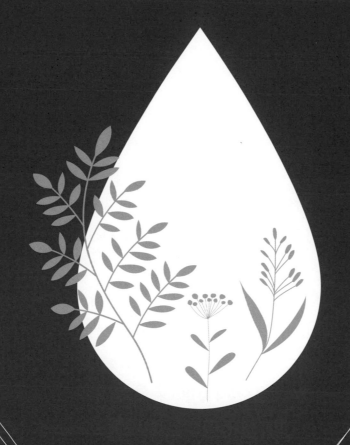

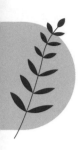

Chapter 3

各種憂鬱類型及其草藥對策

聚焦導致憂鬱的代謝系統

憂鬱症是美國最常見和最嚴重的心理病症之一，這會同時折磨患者以及關愛他們的人。

美國國家心理健康研究所（National Institute of Mental Health）這個追蹤心理健康病症盛行率的組織指出，在美國大約有七％的成年人（十八歲以上）曾經罹患過憂鬱症，而其中也以十八至二十五歲的年齡層的患病率最高（在撰寫本文時，他們網站上的最新數據僅更新到二〇一七年）。

在這當中，以混血兒（父母來自兩個不同族裔）的人憂鬱發作的發生率最高。女性比男性更容易罹患，有六十四％的成年患者病情嚴重。青少年（定義為十二～十七歲）的憂鬱症患病率為十三‧三％，相當於全美大約有三百二十萬的青少年罹患，在這個年齡層，女孩的患病率同樣高於男孩。青少年中，混血兒（任何兩個族裔）的憂鬱症發病率最高。有七成的青少年患者病情嚴重。

這些統計數據看了相當令人不安。

如前一章所述，根據《精神科醫師診斷手冊五版》（DSM-5），憂鬱症的診斷是基於在兩週內出現下列五種以上的症狀：

· 有好幾天情緒低落。

· 在從事所有或大多數活動時，愉悅感顯著降低，幾乎每天如此。

· 體重或食欲顯著變化；體重增加或體重減輕。

· 他人觀察到思緒遲緩和身體運動減少（不能只是個人的自我認知）。

· 幾乎每天都會感到疲勞或無力。

· 幾乎每天都覺得自己毫無價值，或是有不恰當的內疚感。

· 幾乎每天都出現思考力或集中力下降的情況，或是變得優柔寡斷。

· 反復出現死亡念頭；反復出現自殺意念，但尚未有具體計畫，或是自殺未遂或已想出具體自殺計畫。

這些症狀必須會干擾到生活，並且不是出於醫療狀況或藥物濫用。

憂鬱症的類型

誠然，我在執業時最常診斷出的心理健康問題就是憂鬱症。目前，精神病學已確定出許多不同類型的憂鬱症。

產後憂鬱症是懷孕最常見的一項負面影響。精神病性憂鬱症是一種嚴重的憂鬱症，發作時患者會覺得與現實失去了聯繫。雙極性情感疾患又稱為躁鬱症——在躁症（精神亢奮，通常還伴隨有很差的判斷力）之後出現重度憂鬱症，可能非常嚴重且難以診斷。難治型憂鬱症是一種對治療沒有反應的憂鬱症，症狀會不斷持續，而且妨礙患者的生活。還有週期性憂鬱症，這包括了循環情感障礙症、季節性情感憂鬱症，另外還有造成憂鬱情緒的經前症候群。

荷爾蒙失衡或甲狀腺問題這類荷爾蒙問題也可能是導致憂鬱情緒的元凶。有人可能是因為壓力太大而罹患憂鬱症，這是因為他們的荷爾蒙系統，即下視丘－腦垂體－腎上腺軸（簡稱HPA軸），不再能夠控制慢性壓力的水平。當有慢性壓力，且壓力荷爾蒙皮質醇長期處於高濃度時，就會導致陰霾型憂鬱症。有人因壓力而精疲力竭，若這時腎上腺無法產生足夠的皮質醇來支持此人的心理健康，也會出現憂鬱症，這是一種非典型憂鬱症。

頭部受傷也可能損害大腦，導致憂鬱、焦慮和失眠。在亞曼診所，我們發現精神疾病患者經常有腦部損傷。

有時，憂鬱症是生活經歷造成的——例如遭逢巨變，這是一種併發憂鬱情緒的適應障礙症。另外還有輕鬱症（或稱低落性情感疾患），這是指憂鬱狀態持續兩年以上，但其程度不符合重度憂鬱症的標準。有自殺念頭並不算是憂鬱症，而是一種與憂鬱情緒（特別是絕望）相關的心理狀態。

在草藥醫學中，還有其他類型的憂鬱症，有的可能與肝臟有關，而憤怒是其主要症狀。憂鬱症可能起因於無法面對生命中的重大損失，或是遇到無法突破的難關，而這可能與胃腸道發炎有關，會透過腸腦連結引起大腦發炎。

對抗療法和草藥醫學的診斷和治療差異

從草藥醫學的角度來看，在決定一名感到沮喪的患者之治療計畫前，會先詢問很多問題。讓我以一名之前評估過的患者為例來說明。

艾美莉雅是一位三十八歲的婦女，她來就診時，抱怨自己的生活不堪重負，她表示憂鬱情緒來來去去，伴隨著絕望的感覺。多年來，她一直活在這些感覺中，並曾三度因企圖自殺而住院。當她感到不堪重負時，就會生出憤怒和沮喪的情緒，而且這些感覺會因為月經週期而惡化。儘管她在一家糖尿病診所擔任營養師，也對營養學感興趣，但她本人卻有消化不良的問題，並且會情緒化的暴飲暴食。她抱怨自己難以集中注意力，長久以來都深受其擾，而現在這些狀況已經影響到她的工作。

她獨自一人撫養三個孩子；他們的父親吸毒成癮，經常

進出監獄。她仍然愛他，但她大部分時間都是一個人。她失去了生命中的女性長輩，她的母親、祖母和外祖母在很短的時間內相繼去世。喪母後，她那殘疾的弟弟又成了她的另一個負擔。

艾美莉雅喝的酒比她所想的要多，每週喝葡萄酒或伏特加調酒的天數比不喝要來得多。她難以入睡也難以清醒，因此長期疲倦，精力不足。

現在，請靜下來想想這個故事。這會讓你聯想到自己的生活嗎？當你感到不知所措、生活失控時，你會如何應對？當你承擔的責任超出你的能力範圍時，你又是如何應對的？

艾美莉雅這個病例相當複雜，在我們的診所中卻很常見，她的案例展現出前面所列出的許多憂鬱症類型，以下進一步詳談。

她符合輕鬱症的標準，這種憂鬱症的嚴重程度還不到重度憂鬱症的標準，但病症會長期持續（超過兩年），中間會出現重度憂鬱症發作。傳統的精神科醫師會推薦她進行認知行為治療，並開立抗憂鬱藥物。若是傳統的精神科醫師很仔細，可能還會為艾美莉雅安排進行血液檢查，確定她的促甲狀腺素（簡稱甲促素〔TSH〕）、維生素B_{12}和維生素D的濃度，但是，若這就是醫師為艾美莉雅所做的所有處理和檢查，那將會漏掉很多導致她憂鬱的可能原因。

若是她的精神科醫師受過草藥醫學的訓練，她理當會進行更全面的

血液檢查，包括對甲狀腺功能的多方面評估，像是甲狀腺素抗體測試。除了檢查她的維生素D濃度，還會測量一些關鍵礦物質（銅、鋅和鐵蛋白），包括細胞內鎂的濃度——鎂對焦慮和緊張有很大影響。也許，最為重要的是，會測量她接受壓力的荷爾蒙——皮質醇，我們需要看看她的壓力值是否仍然很高，或者她的皮質醇是否已經消耗殆盡或降至低水平。在對她的評估中將包括飲食、運動和壓力管理。

受過草藥醫學培訓的精神科醫師會解決她生活各方面受其症狀所影響的具體問題，而**不僅僅針對她的情緒**。

我對艾美莉雅的理解如下：

她的情緒會隨著整個星期和月經週期循環，所以荷爾蒙顯然是影響她情緒的一項因子。她有消化不良的問題，所以胃腸道也與她的憂鬱症有關。在她的病訴中有抱怨到「不堪重負」，這是焦慮和倦怠的代名詞。她提到有難以集中注意力的狀況（我們在亞曼診所為她做的SPECT掃描，證實了她可能有注意力缺陷的問題）。此外，她還有睡眠障礙和起床障礙的問題，難以睡醒可能與皮質醇濃度過低有關，她可能正處於壓力模式中的倦怠階段。由於在出現沮喪情緒的同時她也會感到憤怒，這表示她的「肝臟」也在這其中扮演了一個角色。

總體來說，如果只有給艾美莉雅一般的治療建議（我認為她確實需要），或是再搭配抗憂鬱藥物，那麼醫師就會錯過上述這些潛在的促成因素。

草藥醫學所採取的方式則是去查找身體需要藥草作用的地方。

所需的藥草以及具有這些功效的常見藥草

抗憂鬱	檸檬香蜂草、黑升麻、黃荊、柴胡、薑黃、大花蛇鞭柱
抗焦慮	西番蓮、益母草、萱草、卡瓦醉椒、假馬齒莧、加州罌粟、啤酒花、纈草、乳狀燕麥（未成熟的燕麥植物乳白色頂部所滲出的白色乳狀物）
神經系統替代品／滋補品（用於滋養神經系統）	假馬齒莧、聖約翰草、乳狀燕麥、北美黃芩、西番蓮、纈草、洋甘菊、檸檬香蜂草
整體舒壓調解的適應原（亦可稱為調理素）	甘草、南非醉茄、刺五加、五味子、紅景天、人參、 聖羅勒
幫助解決她消化問題的苦精	啤酒花、益母草、藍花馬鞭草、朝鮮薊、蒲公英根

在荷爾蒙失調的問題方面，我推薦使用黃荊（穗花牡荊，又稱為聖潔莓、荊條）和黑升麻，這可以改善和平復她的情緒。

黃荊會在整個月經週期的最後增加孕激素，這將能減輕她的經前症候群症狀，至於黑升麻，則是用於身體本來就會有的情緒起伏循環——我推薦她每天服用一次然萃維（Nature's Way）P262 五百四十毫克的黑升麻膠囊。

至於憤怒這部分，我則推薦柴胡，它可以滋補肝臟，是一種能清除肝火的苦味藥草。以中醫觀點來講，肝是發怒的地方，肝上火時，就會

使人處於暴躁易怒的狀態。柴胡是一種苦精 P109，還能改善她的消化系統症狀。柴胡精也有無酒精的酊劑型式，可以對水服用。夏威夷製藥（Hawaii Pharm）P262 有生產無酒精酊劑。我建議艾美莉雅每天服用三次，每次一毫升。

關於焦慮和難以專注的問題（這是干擾她工作的長久問題），我推薦假馬齒莧，這將有助於提高她的注意力，同時改善焦慮和擔憂；假馬齒莧也能滋補神經系統。喜瑪拉雅製藥（Himalaya）P262 有推出七百五十毫克的片劑，每天服用一次。

在適應原（adaptogen，有助於緩解壓力和焦慮的療癒性藥草）方面，我推薦的是甘草。我們已經有很多針對甘草的研究，目前很清楚其功效。

皮質醇是管理壓力的激素，甘草有助於將皮質醇留在體內，使其停留的時間變得更長。艾美莉雅已經精疲力竭，早上很難起床，還有難以承受的沉重感，這些都是她身體已然累壞的證據，而提高她的皮質醇濃度可能會對她很有幫助。

讓我提一下關於甘草的注意事項：有些學員害怕使用甘草，因為甘草中含有一種叫做甘草甜素的化合物，會抑制鈉的排泄、增加腎臟對鉀的排泄，進而造成血壓升高，因此要切記，甘草每天的服用劑量不得超過一千毫克，如此才能避免血壓的問題。如果患者已經有血壓問題，我建議要追蹤其血壓，並確保在每日的用藥中，將甘草的全部劑量維持在一千毫克以下。

用於憂鬱症的藥草

> **重要提示：**若是你患有任何類型的憂鬱症，請諮詢合格醫師。下面列出的藥草並不能替代專業的醫療指導，更不能全部一起使用。該使用哪些，要如何服用，何時服用，這都取決於一人的整體狀況。

　　草藥醫學中用於治療憂鬱症的藥草材料，可參見大衛・溫斯頓的《以植物和營養品進行憂鬱症和焦慮症的診斷治療》，他在文中進行了詳細介紹，最初於二〇〇六年發表，並於二〇一六年推出修訂版，可以在網路上搜尋到，這是關於這個主題的極佳參考資料，我強力推薦。

　　下面所列的藥草是取自他原作的幾個範例，以此來說明如何針對不同類型的憂鬱症來搭配藥草。在這裡要注意的是，草藥醫學會聚焦在導致情緒低落的代謝系統的運作，這與專注在神經傳導物質受體以及與憂鬱症相關的血清素或多巴胺濃度的醫學不同。這種哲學性的差異，是傳統精神病學和治療精神疾病的草藥醫學之間最根深蒂固的差別。

　　以下是憂鬱症最常見的藥草建議。稍後會細談不同類型的憂鬱症。

胃腸型憂鬱症

　　適用的草藥如下：

聖約翰草

聖約翰草（或稱貫葉連翹）的抗憂鬱效果早就廣為人知，讀者可能略有耳聞。一般認為這可治療輕度至中度的憂鬱症，此外，它還可治療許多其他問題和適應症，包括幫助消化、增加膽汁的釋放和治療潰瘍。在服用上，有茶湯、酊劑、萃取物或藥丸等多種型式。萃取物通常經過標準化處理，主成分是金絲桃素（hypericin），一般認為正是這種化學物質讓其具有上述的益處。聖約翰草的典型劑量為一天九百～一千兩百毫克，分次服用，標準化至〇‧三五金絲桃素（即一天九百～一千兩百毫克的劑量，會攝取到三‧一五～四‧二毫克的金絲桃素）；未經萃取的全草藥膠囊為五百～一千五百毫克，每天服用三、四次。有睡眠障礙時，我建議在睡前服用，這有非常放鬆的效果。聖約翰草可在一般的藥草店或線上藥草店（如www.mountainroseherbs.com或www.starwest-botanicals.com）購買到藥草型式。

若是泡成茶服用，建議每次喝一百二十～兩百四十毫升，每天喝一～四次；它的味道宜人。聖約翰草會與其他藥物產生交互作用，因此若是有在服用處方藥，應謹慎使用，請尋求合格專業人員的建議。不可與環孢素或避孕藥一起服用。

番紅花

在美國，番紅花最為人熟知的用途是料理，而在其他國家也用做染料，並因其香氣而十分受到重視。備受推崇的藥草歷史學家莫德‧格里

芙（Maud Grieve），人稱格里芙夫人，在她所著的《現代藥草》中提到番紅花起源於波斯，之後被引入西班牙，今日西班牙是大部分番紅花的產地。草藥學家托馬斯・伊斯利（Thomas Easley）在他合著的《現代藥草典》一書中，描述這種藥草的作用為強效抗發炎，能夠處理「與憂鬱症相關的細胞因子（cytokines）——這是身體在發炎時所製造的一種化學物質。」番紅花還具有天然驅風劑（排氣劑）的特性（指草本植物可以減少腸道氣體或做為溫和的瀉藥和催吐劑）。

　　番紅花使用的最大限制因素在於其成本。生產約三十克的番紅花需要一萬四千根的番紅花蕊，每朵花只有三根番紅花蕊，目前沒有機械化的方法能將它們從植物中分離出來，因此，番紅花的生產非常耗人工，價錢非常昂貴，所幸，只需要少量即可見效，因此可以大幅降低成本。Satiereal®（一種番紅花萃取專利）是以這種藥草為主成分、廣為行銷的產品，已經有針對其在食欲管控上的研究。在憂鬱症的治療方面，可以每天服用劑量為二十至三十毫克的膠囊萃取物。亞曼博士研發出兩種含有番紅花的產品：情緒血清素（Serotonin Mood Support）和快樂番紅花（Happy Saffron）。這兩種都可以在www.brainmd.com上購買到。

月見草的葉、根皮、花和油

　　月見草是一種美麗的野花，花朵呈黃色。整株植物都可以食用，如果種在自家花園裡，可以將葉子和花朵加在沙拉裡吃，根的部分則可以按照煮馬鈴薯的方式來料理。顧名思義，這種植物是在晚上開花。

根據大衛・溫斯頓的說法，月見草非常適合用來處理與消化不良、噁心和嘔吐等胃病相關的憂鬱症；憂鬱症是一種冷漠和陰鬱的情緒。詹姆斯・杜克博士（Dr. James Duke）在《藥草手冊》中列出月見草油的適應症，包括焦慮、腹瀉和消化不良等。一般認為 γ 次亞麻油酸（簡稱 GLA）是月見草油中主要的抗憂鬱成分。溫斯頓建議以酊劑的方式服用，但目前市面上沒有推出這樣的產品，市售的是月見草油，是從壓製種子而來，每天的服用量為一千三百毫克。懷孕期間請勿使用。

肝臟型憂鬱症

適用的草藥如下：

聖約翰草

見上文 P057。

迷迭香

迷迭香最為人熟知的用途是地中海料理中經常使用的調味香草。這種新鮮的藥草在大多數超市都有銷售，也很容易在自家花園種植。迷迭香為人熟悉的功效有對抗腦霧、改善認知、強化腦部循環和改善情緒。之所以把它列在肝臟型憂鬱症的用藥中，是因為它能保肝，防止肝臟受損。搭配聖約翰草和月見草油使用，有助於治療憂鬱症。

迷迭香可以泡成茶來喝，也可以與其他茶混合調味。將一茶匙的葉子放到一杯熱水中，浸泡五到七分鐘，過濾後飲用；推薦劑量為每天一至兩杯。目前市面上也有膠囊型式的迷迭香萃取物可供選用；然萃維 P262 推出兩粒膠囊共含三百五十毫克的製劑，每天服用兩次。

在懷孕期間於料理中添加迷迭香是安全的，但不應在懷孕期間服用藥劑型式，也不可給小孩服用。

荷爾蒙型憂鬱症

適用藥草如下：

(黑升麻)

通常用於青春期開始或與月經有關的憂鬱症，這類型的憂鬱症很深層，帶有「烏雲罩頂的陰暗感」，經常伴隨有肌肉痙攣、隱隱作痛和疼痛。黑升麻的主要特徵是頂部美麗、輕盈的總狀花序，以及地底下深而多節的根；洛・道格博士選用這種藥草給反映出這種植物特性的女性使用，她們在外觀上都井然有序，但內心卻是一團糟。然萃維 P262 有推出兩款產品：一種是五百四十毫克膠囊的全根萃取物（瓶身的蓋子和標籤是綠色的）；一種是四十毫克的標準化萃取物，溶於二・五％三萜苷（triterpene glycosides）中（紫蓋瓶）。這兩款都是每日服用兩次，每次一粒膠囊。

大花蛇鞭柱

這種美麗的植物是種會在夜間開花的仙人掌,新鮮的莖部可入藥,特別適用在伴隨有焦慮的憂鬱症患者,他們會展現出過度的恐懼感。大花蛇鞭柱搭配黑升麻使用,效果更佳。

你可以在夏威夷製藥 P262 的官網www.hawaiipharm.com找到無酒精的萃取物,同一網站上也有酒精酊劑的型式。將整整一滴管的量滴入六十至一百二十毫升的水中,每天最多飲用四次。

柴胡

這種藥材對肝氣鬱結很管用。什麼是肝氣鬱結呢?這是中醫裡的一個概念,反映現代生活的壓力和緊張所導致的憂鬱、喜怒無常、情緒低落、情緒波動、強烈的挫敗感、焦慮和易怒等症狀。

柴胡固肝的效果極佳,但很少單獨使用,通常會與其他藥草一起使用。夏威夷製藥 P262 有推出無酒精的甘油酯萃取物,請按照瓶身上的說明服用。

萱草

萱草(又稱虎百合、金針花)是一種帶有斑點的美麗橙色花朵,它的傳統用途是保護女性生殖系統,這方面已備受肯定,大衛・溫斯頓將它與黑升麻結合使用,處理與更年期相關的憂鬱症。目前並沒有市售商品,但可請地方的草藥師為你製作。劑量取決於製造方式。

甲狀腺型憂鬱症

適用草藥如下：

假馬齒莧

假馬齒莧也稱為過長沙、白花豬母菜牛膝草或婆羅米（Brahmi），幾個世紀以來，在阿育吠陀醫學中一直用於緩解焦慮和改善認知。它長有美麗的白色花朵，是一種生長在濕地中的匍匐型草本植物。在一項小鼠的研究中，已證明高劑量使用時可以增加循環系統中的甲狀腺素。研究顯示，這種藥草可以改善憂鬱、焦慮和認知表現。喜瑪拉雅製藥 P262 有推出七百五十毫克的片劑。若調高劑量時，它就會變成一種刺激性的藥草，所以要注意劑量，每天服用一粒，最好在早上服用。我個人發現這種藥草非常有效。

紅參

亞洲醫學使用人參的歷史已有好幾個世紀，是一種備受推崇的草藥。人參根部的天然顏色是白的，紅色是加熱後的顏色，加熱根部會改變其生化特性，變得更具有刺激性和溫暖。紅參（指人參經過蒸製後再進行乾燥）用於體寒遲緩（甲狀腺機能減退的徵兆）的長者，具有溫暖、刺激、改善認知和提升整體能量的作用。

可以茶、酊劑或膠囊的方式服用。由於人參是用其根，因此必須通

過將一～二茶匙的人參粉加到約三百六十毫升的水中煮三十分鐘，然後再浸泡一個小時，製作成茶湯；每天可喝兩杯。如果做為酊劑服用，推薦劑量為一滴，每天三、四次。除此之外，也有膠囊型式可供選擇。每天服用兩粒四百～五百毫克的藥草粉或萃取物膠囊。

墨角藻

墨角藻是一種富含碘和硒的海藻，已用來改善因缺碘而引起的甲狀腺功能低下。

這幾年公眾傾向選用海鹽，蔚為風尚；海鹽確實提供了更複雜的礦物質，但當中的碘含量並不足以維持人類甲狀腺正常的需求。因此，或許可以透過食用墨角藻來補充，攝取方式最好是煮成湯，或當成食物直接咀嚼。劑量為每天一至二茶匙，混於食物中。

透納樹（葉）

透納樹（又稱達米阿那，一般使用的是透納樹葉）是一種生長在墨西哥和南加州的灌木，廣泛製成茶飲用，是墨西哥男女老少常喝的飲料，它同時具有鎮靜和刺激這兩種看似矛盾的作用，據說還能壯陽，不過由於這也供兒童飲用，因此我懷疑這樣的說法。大衛・溫斯頓將此用於與甲狀腺功能衰退相關的憂鬱症，並將其與假馬齒莧和南非醉茄結合使用。然萃維 P262 有推出四百毫克的膠囊；推薦的劑量是每天三次，每次兩粒。透納樹也有茶和酊劑的型式。在懷孕或哺乳期不要使用。

下視丘－腦垂體軸－皮質醇調節

適用草藥如下：

刺五加

刺五加（又稱西伯利亞人參）是一種適應原 P055，這類藥草能夠幫助身體適應壓力，是一種調節劑。

大衛・溫斯頓會將這種藥草開給那些努力工作、努力玩耍和幾乎不睡覺的人，這些人壓力大，屬於A型人格，在這種壓力下，皮質醇濃度會增加。

這種藥草是長期使用最安全的，根據洛・道格博士的報告，它會減少下視丘排放的皮質醇釋放激素。目前市面上有酊劑、膠囊和乾燥的根可供選用。若選擇當茶喝，可以用三百六十至五百八十毫升的水燉煮一至二茶匙的藥草，煮約二十到三十分鐘後，再浸泡一小時。每天最多可喝三杯。

營養補充劑的劑量則根據不同製劑——整條新鮮的根、乾燥根或萃取物——而有所不同，請按照所選產品瓶身上的說明來服用。好的廠牌有：然萃維 P262、蓋亞草本（GAIA herbs）P262 和夏威夷製藥 P262。市面上有一些摻有假成分的產品，因此購買時選擇信譽良好的公司是很重要的，一間公司應該要能提供藥草來源的資訊，並控管從收成到製成產品的整個過程。

（西洋參）

在美國，西洋參（又稱花旗參）的知名度不如亞洲品種，它的特點與亞洲人參很不相同，因為它性涼，不適合體質寒的人。有趣的是，西洋參在美洲廣泛種植，傳統上是美洲印第安部落在使用，並出口到中國，在中藥裡相當普遍。

溫斯頓在《適應原：力量、耐力與舒壓的藥草》中描述他如何使用這類藥草來舒壓、改善睡眠和平衡過度緊張的神經系統。這些患者多半無精打采，眼睛下方有黑眼圈，並且長期處於疲勞狀態。他認為這種藥草最適合處理感覺自己力量和耐力減弱的中年人（四十至六十歲）。

這種野生藥草已經瀕臨滅絕，因此請購買標有「有機木材培養西洋參（organic woods-grown American ginseng）」字樣的產品，它目前有藥草、酊劑或膠囊等型式可供選用。膠囊的劑量是每天服用兩次五百毫克的；若是選擇湯藥型式，則是將其燉煮二十分鐘，然後浸泡半小時，每天三次，每次飲用約一百二十毫升。可在www.mountainroseherbs.com網站和其他線上藥草商店購買。這種藥草非常安全。

（五味子）

五味子又稱為五味果，屬於滋陰的藥材，支持人體所有屬陰的器官（臟為陰主裡，腑為陽主表），陰性器官是維持身體健康的滋補器官，包含有心、肝、脾、肺和腎。當缺乏體力和精神能量時——這類症狀在憂鬱症患者身上很常見，可使用五味子，它有助於提高注意力，

同時減少焦慮。藥品型式有酊劑、膠囊、軟糖或粉末。可以在www.mountainroseherbs.com或www.starwest-botanicals.com上購買。

　　酊劑的推薦劑量為二至四毫升，每天三、四次。若是當茶喝，可將一至二茶匙的乾燥果乾放入兩百四十至三百毫升的水中燉煮五到十分鐘，然後浸泡二十至三十分鐘，由於每個人對湯劑味道的感知不同，所以可能會覺得其中一種味道會特別突出（五味子以同時具有酸、辛、苦、鹹、甘等五味而得名）。每天服用三次，每次十二毫升。膠囊劑量為每膠囊四百至五百毫克，每天服用兩、三次。

下視丘－腦垂體—腎上腺軸：高皮質醇

　　當身體承受壓力時，腎上腺會分泌皮質醇，體內的皮質醇濃度便會升高，而當壓力變成慢性的時候，皮質醇就會一直維持在高濃度，這時所發生的憂鬱症，就歸在陰霾型憂鬱症這一類，或稱為高皮質醇誘發憂鬱情緒。這類型的憂鬱症通常伴隨有相當多的焦慮感，改善這類憂鬱症的藥草主要是在緩和焦慮這部分，這將在第三部〈治療焦慮的藥草〉中詳述；以下則是降低皮質醇的常用藥草。

洋甘菊
　　這是一種常見的藥草，幾乎大家能都知道這可用來放鬆情緒（德國洋甘菊和羅馬洋甘菊皆可）。這種藥草也適用於焦慮型憂鬱症。

檸檬香蜂草

這種藥草以其令人愉悅的檸檬味、香味和提神作用而聞名。

椴樹花

椴樹又稱西洋菩提，在歐洲以飲料的型式販售，以其鎮靜作用而聞名——尤其是用在兒童身上。

聖約翰草

聖約翰草 P057 是一種廣為人知且廣泛使用的藥草，讀者可能對此感到熟悉，以抗憂鬱而聞名。

野燕麥

克里斯托弗·霍布斯（Christopher Hobbs）描述過這種植物對神經系統的支持作用，專門處理憂鬱症引起的疲憊。它可能也有助於戒癮。

心血管型憂鬱症

適用的草藥如下。

七葉膽

又稱絞股藍、五葉參，這種葫蘆－黃瓜科的藥草在西方文獻中的描

述比較晦澀難解。這種藥草生長在中國南部、韓國和日本，據我所知，在北卡羅來納州西北山區的一所草藥學校也有種植，它會像藤蔓一樣生長。已知的成分稱為絞股藍皂苷，而在已確定出的八十四種成分中，有四種與亞洲人參中的人參皂苷（人參的活性成分）相同，換言之，七葉膽具有一些和亞洲人參相同的特性。目前已有研究證明七葉膽可以提高免疫功能，是一種極好的解毒藥草。

七葉膽最初引起中國政府的注意，是因為發現有許多百歲人瑞居住在種植這些藥草、而且普遍食用的省分。由於具有改善心臟功能、血脂和調節血糖的能力，七葉膽對心血管型的憂鬱症特別有幫助。其乾燥的藥草又稱長生茶，因為一般相信這種藥草能延年益壽。雖然市面上有以七葉膽根做成的補品，但據我所知，以及截至目前的研究，**沒有理由要服用七葉膽的根**，主要還是服用以七葉膽的葉子製成的茶，至於膠囊方面，我建議只服用標準化萃取的七葉膽皂苷物，請依瓶身說明使用。

(山楂)

在思考要如何處理心血管問題所促成的憂鬱症時，我第一個想到的藥草是山楂。一般認為山楂是一種補品，會滋養身體系統。夏侯爾・瑪莉・提爾納（Sharol Marie Tilgner）醫師將山楂描述為一種藥草，用於治療情緒性心痛，讓自己敞開心扉，寬恕自己或他人。山楂是一種輔佐性的藥草，建議搭配其他藥草（例如七葉膽）一起使用，處理因心血管疾病造成的憂鬱症。山楂葉和漿果的混合物也有療效。

山楂茶的做法是將一至二茶匙的藥草放入兩百四十至三百毫升的水中煮十五分鐘，然後加以過濾。每天喝一百二十至兩百四十毫升三次。市面上也有推出膠囊型式，當中包含其漿果、葉子和花朵的混合物，可在www.mountainroseherbs.com、www.starwest-botanicals.com、Bulk Herb store、Frontier Herbs等處購買。如果購買的是膠囊，請按照瓶身說明使用。蓋亞草本 P262 推出的產品很好，草藥師和鍊金術士（Herbalist & Alchemist）P262 也有製作固體型式的萃取物，固體萃取物的稠度如同果醬，味道鮮美，可以在https://www.herbalist-alchemist.com和其他線上商店找到。

大花蛇鞭柱

見前文 P061。

紅景天

紅景天又稱北極根（Arctic root），在加拿大的高緯度地區、斯堪地那維亞半島和西伯利亞用作抗憂鬱藥，這種可愛的玫瑰形植物有助於調節情緒，長久以來一直用於增強身心機能。俄羅斯政府曾對它進行深入研究，還發送給他們的奧運選手服用員。直到最近三十年，紅景天才在美國嶄露頭角，因為在此之前所有的研究都是用俄文、瑞典文、德文或中文發表的。

大衛・溫斯頓表示紅景天具有刺激作用，但沒有滋養的效果。它的

刺激作用僅次於人參,而且正是紅景天的刺激作用讓它能夠用在憂鬱症的治療上。

有人會懷疑它是否會引起焦慮——在某些患者身上,確實如此。然而,加州大學洛杉磯分校在一項開放性研究中顯示了它對廣泛性焦慮症的益處;在我讀到這項研究報告的第二天,剛好有兩個病患告訴我,他們覺得紅景天能減輕他們的焦慮感。紅景天非常乾燥,所以可能有口乾的副作用。

這種植物也有膠囊產品。切記要購買標準化的萃取物,含有三％的肉桂醇苷(rosavins)和一％的紅景天苷(salidrosides)。每天服用五百毫克的膠囊,一到兩次,也有其他草藥師建議每天服用三次,每次一千至兩千毫克。市面上也有推出普通萃取物型式的商品。

中風誘發的憂鬱症

假馬齒莧和迷迭香

見前文 P062、P059。

聖羅勒

又稱打拋葉,這種草本植物自然的生長區是在印度低地、斯里蘭卡、巴基斯坦、緬甸、中國南部、泰國和馬來西亞。一般會種植在花園,當做日常料理的香料。

阿育吠陀醫學中，稱聖羅勒為圖爾西，認為這是一種神聖的藥草，相信其營養價值高，能夠為每天食用者帶來健康，還有延年益壽和長壽的功效。它的抗憂鬱和抗焦慮特性眾所周知。就跟許多藥草一樣，可用於治療各種疾病，包括腸胃不適、咳嗽、蟲咬和螫傷。

大衛・溫斯頓會使用聖羅勒搭配假馬齒莧、迷迭香等上述具有相同適應症的藥草，或是銀杏這種眾所周知能夠增強腦血流量的藥草來增強腦部循環，他發現這有助於減少因過度吸食大麻而導致的腦霧，也有助於改善頭部創傷（包括中風），有益復原。目前聖羅勒有乾燥藥草、茶包、片劑或酊劑等型式可供選用。

泡成茶的做法是：取一茶匙藥草，放入兩百四十毫升的沸水中浸泡，蓋上蓋子五至十分鐘。每天喝約一百二十毫升，一至三次。若意欲購買膠囊，請務必購買含二％熊果酸（ursolic acid）的標準化產品。請按照瓶身說明服用。聖羅勒經常被添加到其他藥草產品中。

懷孕期間不可服用。

夏侯爾・瑪莉・提爾納博士是一位自然療法醫師，也是全美知名的演講者，她著有《地心草藥醫學》，還製作了兩則草藥影片：《食用和藥用的草本植物》，第一卷和第二卷。

她推薦了下列的抗憂鬱配方。

提爾納博士的抗憂鬱配方

聖約翰草：25～40%

刺五加：15～20%

北美黃芩：5～20%

五味子：10～20%

燕麥：10～20%

洋甘菊：5～10%

迷迭香：5～10%

薰衣草精油：滴入1～2滴到約30毫升的配方中

柑橘精油：滴入1～2滴到約30毫升的配方中

若是製成萃取物，針對急性症狀，取30～70滴與少量水混合，每天服用3～4次，若是在恢復期，取30～50滴與少量水混合，每天服用3～4次。

亦可製成茶湯。若要泡10杯茶，需要使用10茶匙的藥草和10杯水。遵循上述比例製作，例如加入2.5茶匙聖約翰草、1.5茶匙刺五加、0.5茶匙北美黃芩等，以此類推。

注意：懷孕期間請勿使用。本配方適用於輕至中度憂鬱症。出現任何心理健康狀況，請尋求專業人士建議。

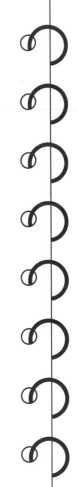

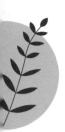

Chapter 4

受損的腸道導致憂鬱的大腦

用藥草平衡腸道微生物群

約莫是在十多年前，我第一次認識到腸腦連結的概念，這在當時是一個新奇的想法，但現在已成為主流思想。我在診間也遇過病患詢問相關資訊，想必讀者中有許多人可能已經有所聽聞，也想知道這在精神病學上的應用。

腸道健康直接影響著大腦

為什麼憂鬱症或焦慮症患者還要關心腸道健康？因為腸道健康會直接影響到大腦。

大腦對我們人際關係的掌管，就像腸道對我們營養的掌管一樣。當腸道中負責把關的邊界細胞都很健康時，會知道哪些是可以進入血液中的養分，哪些有毒，不得放行。

大腦對我們的關係會做出同樣的評估。當我們的關係界限清晰時，就會知道如何與他人相處，趨吉避凶；我們會認識人（消化關係），決定要讓誰接近（吸收到血液中），誰會毒害我們的生活，需要遠離（從身體排出）。

身為精神科醫師，我認為努力恢復患者的腸道健康是很重要的，我也經常在幫他們處理這個問題。如果真有職業輪迴這種事，下輩子我可能會以胃腸病學家的身分回到這世間。

我在精神科要處理的胃腸道疾病有便祕、腸躁症候群，以及最常見的腸漏症——或者按醫學術語中的講法：高滲透性症候群。

提到腸道的時候，大多數人想到的多半是結腸或大腸。誠然，好幾個世紀以來就已經用灌腸來改善健康，而且長久以來，大家一直非常關注結腸健康，然而，發生腸漏的部位其實是小腸，而大部分養分的吸收也是在小腸中進行。

在大腦和胃腸道之間存在有生理、酵素和激素方面的聯結。在我執業的這些年來，在精神科門診遇見的病患中，幾乎所有罹患憂鬱症或焦慮症的人都有某種類型的腸胃不適。焦慮症患者常伴隨有腸胃不適的問題，有時是嘔吐，有時是腹瀉，有些人則是嚴重便祕。胃腸道出問題可能會使人衰弱，或至少會讓人疼痛。腸躁症候群與經前症候群一起出現的個案也不在少數，經前症候群和腸道問題經常同時出現，一個人要同時經歷經前症候群中種種症狀帶來的情緒變化，還要飽受胃腸系統的折騰，可想而知會有多不舒服。

認識我們的消化系統

在開始討論大腦和腸道如何相互作用之前，需要先簡介一下消化系統。消化有點複雜，所以請和我一起堅持下去，我保證絕對會清楚地連回大腦。

在繼續閱讀下去前，你可以先問問自己幾個問題，消化是從哪裡開始的？你認為人體最初是在哪裡開始消化食物？

消化實際上是從口腔開始的，這就是咀嚼很重要的原因。我是從著名的自然療法師約翰・克里斯托弗（John Christopher）學到如何咀嚼食物的（他的許多講座都可在YouTube上免費觀賞）──雖然大多數人可能自認為早就知道該如何咀嚼食物。

克里斯托弗博士建議在咀嚼固體食物時要一直嚼到液化再行吞嚥，我後來才得知這項建議是他從傑斯洛・克羅斯（Jethro Kloss）的書《回到伊甸園》當中學到的。

許多人可能早就耳聞過咀嚼食物的重要性，但是在吞嚥前要咀嚼到液化為止，我還是頭一回聽到，我會對那些想要保持腸道健康，以及想減肥的人提出這個建議。這道理簡單到讓我覺得再多做解釋實在有點蠢，但它真的有效。

當我認真咀嚼食物，使其變成液體時，我從餐桌上吃得最快的人變成了吃得最慢的人。我發現我可以識別和享受更多的味道，我甚至從中獲得啟發，並且開始用更多的香料來料理，我還注意到，我會更快感到

飽足和滿意，所以我實際上並不會想吃很多。我的一口分量變小了，我甚至還沒打算要減肥，就自己變瘦了——而我只是將我的固體食物咀嚼到成為液體。

這樣徹底咀嚼食物還可以**防止情緒激動**，也使人不會盲目地吃東西。對於那些會受情緒影響而想吃東西的人來說，咀嚼食物直到它變成液體會減慢進食的速度，而這在一人心煩意亂或非常忙碌時可能會是一項非常具有挑戰性的工作。

為什麼咀嚼如此重要？

消化的目標，是將所攝取的大塊食物分解成分子大小的顆粒，好讓這些顆粒能夠穿過細胞膜，成為身體所能使用的養分。以一塊花椰菜為例，它很厚，有很多纖維，而且體積過大，無法穿過細胞膜，在消化之後，花椰菜會轉化成營養分子，可以穿過腸道細胞膜，進入血液，供身體在需要時使用。

咀嚼這個動作本身就是為了幫身體做好消化的準備，啟動消化道內所有的機制，讓身體能攝取食物，將其轉化為養分。唾液展開分解食物的過程，之後將其傳到胃部，胃會分泌胃酸，並施以機械性的壓力來繼續分解。**焦慮會影響這整個消化過程**，理當將食物留在胃中的括約肌有時會讓胃酸進入食道，導致胃酸逆流。

胃酸逆流和胃炎通常伴隨著焦慮和憂鬱，同時治療胃病和情緒問題比單獨解決其中一個更有效，兩者皆可採用非藥物方法來處理，例如服用藥草、改變飲食和生活型態。

胃將部分消化的食物送到小腸，在這裡會繼續分解食物的過程。胰腺和膽囊都會分泌酵素，將其送入腸道，這些酵素能幫助小腸分解食物；可能有人有注意到，市面上販售的消化酶補充劑都是胰酶（胰凝乳蛋白酶、澱粉酶、脂肪酶等），這就是為什麼小腸需要它們來幫助消化。肝臟也會送來膽汁提供支持，這是何以許多補充劑和腸道健康建議會納入清肝或養肝成分（如牛膽汁）的一個原因。

有趣的是，**在亞洲和古希臘醫學中，膽汁在情緒上很重要**。在這些系統中，肝臟是憤怒和憂鬱的根源。膽汁型的人脾氣暴躁，通常不討人喜歡，而患有憂鬱症的人經常會脾氣暴躁，因此可能會被認為是「膽汁型人格」。

大部分的消化過程是發生在與血液和免疫系統密切接觸的小腸中。小腸壁上的細胞會以細胞接合（junction）的方式緊密地連結在一起，這裡之所以要緊密連結，是要確保將腸的內容物留在腸道中，直到細胞決定當中的養分適合被吸收到血液裡。

如果腸壁細胞發炎——比如慢性壓力或營養不良，那麼這些緊密的接合就會鬆動打開，讓腸道內容物流向血液，這就是所謂的腸壁漏水，也就是一般所謂的「腸漏」。

小腸中有專門的免疫細胞區域，稱為集結淋巴結或培氏斑，因此腸

道是我們抵禦感染的第一道防線。小腸的內容物在這裡與免疫系統直接接觸；若是遭到嚴重的感染，這樣的設計當然是好事一樁，然而，當壓力和焦慮讓腸壁鬆動，腸內容物中的許多成分會進入血液，接著，我們的免疫系統就會對這些腸道內容物做出反應，可能導致自體免疫疾病和過敏，換言之，區分敵我內外的防線已經遭到破壞。

消化過程的下一步發生在結腸，這時腸道內容物多半已消化完畢，準備進入消化的最後階段。

結腸主要是在吸收水分、排除廢物和毒素，若是在這裡吸收過多的水分，就會出現便祕；如果吸收的水分太少，就會出現腹瀉。結腸也是細菌活躍的地方，位於結腸中的細菌在發酵過程中會分解腸道內容物，並且產生維生素K、維生素B_{12}和短鏈脂肪酸等人體需要但不能自己製造的物質；這些物質會與水一起被結腸吸收。在結腸（和小腸）中，細菌的活動對身體健康非常重要，結腸的所有細菌統稱為微生物組（microbiome，這個詞的意思是：存在某個環境中的「微生物群」及其基因體），這些微生物組為維生素的吸收、毒素的排泄以及與免疫系統的相互作用打造出一個基本環境。

微生物組的功能非常重要，就連母親體內的微生物組都會對孩子的免疫系統產生影響。研究顯示，改善母親分娩前後的菌叢健康可以顯著降低嬰兒過敏性皮炎（濕疹）的風險──這是一種過度的過敏反應。擁有一個完整的微生物組可以改善身體的整體免疫功能，減少腸道、大腦與全身的發炎。

讓我總結一下導致我們從進食到大腦和身體發炎的一系列事件（見下圖）。

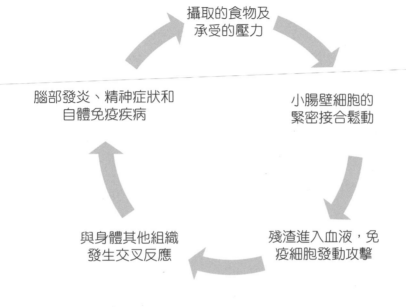

攝取的食物及
承受的壓力

小腸壁細胞的
緊密接合鬆動

殘渣進入血液，免
疫細胞發動攻擊

與身體其他組織
發生交叉反應

腦部發炎、精神症狀和
自體免疫疾病

圖4.1　事件發生的順序。（莉莉安・索姆納醫師繪製）

這就是為什麼，明明身為精神科醫師，我卻花很多時間與患者談論他們的飲食以及如何減輕腸道發炎——所有這些都是為了改善他們的精神症狀。

減少大腦發炎的第一步就是減少腸道發炎。我剛剛描述的過程稱為腸－腦軸，這是透過「下視丘—腦垂體—腎上腺軸」（hypothalamic-pituitary-adrenal axis，簡稱為HPA軸）進行調節。

稍後我會再詳細介紹HPA軸 P089。

減少腸道發炎第一步：排除飲食法

減少腸道發炎的第一步是去除那些引起發炎的東西，而「排除飲食法」是一個很好的起點。

一個簡單的方法是從你的飲食中去除下列食物，並維持三週：雞蛋、乳製品、麩質（所有小麥產品、增稠劑、沙拉醬）、糖、加工肉類、玉米（包括玉米糖漿）和酒精。三週後，在飲食中添加回當中的一項，每天吃三次，持續三天，看看症狀是否會再次出現。

例如，你在移除所有上列食品後重新開始食用乳製品，每天喝三杯牛奶，持續三天，若症狀再次出現，你就知道你對乳製品敏感，應該要避免。若你選擇重新添加麩質，請每天吃三片麵包，持續三天，如果有出現任何症狀或不適，就應避免食用麩質；若三天後沒有出現任何症狀，那表示你或許能忍受這種食物。繼續分別加回移除的食物，確定出你對所有食物的敏感性，並為你的腸道永久地從飲食中去除這些食物。

光是這樣簡單的飲食改變就可以造成很大的差異，接下來，我將會以一個例子來說明。過去我曾用經顱磁刺激（transcranial magnetic stimulation，簡稱TMS）來治療我的病患洛德，這是一種治療抗藥性憂鬱症的磁療法，這項療程需要到診所接受磁刺激，每週五天，持續六週。這是洛德第二次接受這個療程，他第一次接受療程時，因為嚴重腹瀉無法出門而錯過了一半的療程；在這次療程中，基於同樣的原因，他又錯過了預約好的療程。

當我終於見到他時，我詢問了他的症狀，並建議他嘗試上述的排除飲食法，他同意了，最後也找到導致他腸道問題的根源。他之後沒再錯過預約，能夠參加所有的經顱磁刺激治療。當我問他移除的是什麼食物時，他告訴我是乳製品，現在他完全不吃乳製品了，也可以自由地離家出門，此外，他對經顱磁刺激治療的反應也很好。

減少腸道發炎第二步：用藥草修復腸道

減少腸道發炎的第二步才是修復腸道。修復指的不只是要減少腸壁發炎，還要收緊鬆動的接合處，使其再度緊密連結，防止腸內容物繼續外漏。這時可能還需要使用藥物或藥草來減少小腸細胞過度生長。

有許多藥草都有助於修復腸道。一直以來，我都建議要使用藥草三個月，以達到最佳效果。下文是可供選擇的藥草清單，我在這裡列出了易於使用且容易取得的有效藥草，還有很多其他的可用藥草，經過培訓的藥草專家或接受過藥草培訓的醫師可以根據患者的實際情況提出具體建議。若是出現任何胃腸道問題，請務必尋求適當的醫療護理，沒有什麼可以替代適當的醫療護理。

藥蜀葵

藥蜀葵是一種具有黏液的草本植物，有助於修復腸道上皮的黏液

層。高壓、高度加工的食物、過敏和感染引起的發炎和刺激都會損害腸道的黏液層，這黏液層是保護腸壁的關鍵要素，也為益生菌（下文描述的健康細菌 P084）提供棲身之所，如果黏液層受損，那就更難在腸道中建立起健康的微生物群。

當出現上消化道不適時，可將藥蜀葵做為冷飲。將一茶匙切碎的根放入一杯水中，放置一夜，過濾後空腹飲用。水放得愈多，凝膠程度就愈低，若只用少量水，就會呈現粥的稠度，過於濃稠也是可以服用，只是喝起來不是那麼令人愉快。當胃腸道下半部感到不適時，將藥蜀葵膠囊與食物一起服用，食物會將藥蜀葵推入腸道下半部，從而舒緩腸道。每天都這樣服用，直到症狀消失，可能需要長達三個月的時間。

然萃維 P262 有推出藥蜀葵的膠囊，也可以找到切碎和過篩後的藥草。我不推薦粉末型式。當出現急性胃炎時，喝杯藥蜀葵茶可以迅速緩解，只要幾分鐘就有效果。這是我個人最喜歡的一種藥草。

胡椒薄荷

胡椒薄荷精油有腸溶包衣，因此不會在胃部被吸收，而會更深入地進入腸道，一般用做腸躁症候群的一線治療藥物。這種腸溶衣產品通常混合有香菜精油，這也是個很好的選項，因為它可以減少腹脹和脹氣。劑量通常為每粒膠囊中每種油〇‧二毫升。每餐前服用一粒，以免腸絞痛。一個很棒的品牌是瑞吉名特（Regi-mint）P262，可在www.regimint.com網站上、或自行前往習慣的供應商處購買。

甘草根萃取物

甘草根（甘草或洋甘草皆可）的拉丁名就是甜根，而這植物的根確實有甜味。飯前服用一劑量的甘草有助於消化，然而，由於甘草中含有甘草甜素，會升高血壓，並且會留住鈉、排掉鉀，因此我建議將甘草的攝入量限制在每天最多六百毫克，這樣可以確保攝取的甘草甜素在安全範圍之內。若是擔心高血壓的可能性，另一種選擇是解甘草甜素的甘草根萃取物（deglycyrrhizinated licorice，簡稱DGL），DGL是咀嚼片，最好在餐前和睡前服用，以預防清晨胃炎；DGL的效力不如甘草，但對腸道修復仍有很大幫助。懷孕時請勿服用甘草。

薑黃

薑黃根部因為其中的活性化合物（薑黃素）具有抗發炎作用而廣為人知。薑黃素通常是以補充劑的型式與某種類型的黑胡椒產品一起出售，最常見的是專利胡椒鹼（BioPerine, Piperine）這項品牌，之所以搭配胡椒萃取物，是因為這能增強薑黃素在血液中的吸收。

如果服用薑黃素是想要當做腸道的抗發炎藥，那麼你不會希望它被吸收至血液，而是留在腸道中，因此，最好是將其當做料理的調味品，直接服用。每天至少需要一千兩百毫克薑黃素——一茶匙薑黃中大約含有兩百毫克薑黃素，每天服用六茶匙，與食物混合，將其分散在餐點中，**不要一次服用全部劑量**。若是服用劑量過高，會讓胃感到不舒服，並引起一些胃腸道刺激。

另一種選擇是標準化萃取物，當中的含量就是我們每天所需的薑黃素量，即一千兩百毫克。

懷孕或患有膽囊疾病，請勿服用。

洋甘菊

洋甘菊茶（這裡用的是德國洋甘菊）是一種相當美味的花草茶，老少皆宜，常用於舒緩新生兒的胃絞痛和老年人的腸胃不適，它是一種很好的抗發炎藥，也是一種神經鎮定劑，能夠讓人放鬆。冷泡洋甘菊茶是一個好方法：將一洋甘菊茶包放入一杯室溫水中，然後浸泡，就這樣冷喝，如果需要，也可以放少許蜂蜜，或是加熱；每天飲用一至兩杯，或是在胃感到不適時飲用。

洋甘菊和豚草（ragweed）同科（都是菊科），若是對這一科的豚草或其他植物有過敏反應，請勿使用。

減少腸道發炎第三步：平衡腸道微生物群

減少腸道發炎的下一步是調整腸道微生物群的構成。最好的方法是使用益生菌和益生元。

市面上有幾種益生菌和益生元。益生菌是人體友好細菌，會幫助我們製造維生素，而且會在體內佔據空間，使得「壞菌」無法生存。大多

數人都聽說過益生菌，但在面對眾多選項時都感到很困惑，後文將會詳細討論益生菌，現在先從益生元開始。

菊苣纖維又稱為菊糖、寡糖和阿拉伯半乳聚醣，都算是益生元，能夠為益生菌提供營養。益生元也有源自於藥草的，例如蒲公英和牛蒡根，這些藥草都富含菊糖這種益生元，它們也可當做食物來食用。在許多菜色中，都會搭配菊苣這種帶有苦味的綠色蔬菜，這是益生元的另一種食物來源，當中的菊糖含量也很高。

現在，讓我們仔細談一下益生菌。

大多數人在生病時都服用過抗生素，抗生素可以殺死致病菌，相較之下，益生菌則是將無毒的活細菌引入腸道。

在抗生素出現前的時代，人們會用益生菌來治療胃腸道感染，試著以益菌來代替致病菌（今天仍舊在使用這種療法，主要是針對那些自體的微生物組無法維持健康的人，會以糞便移植來補充）。益生菌的定義是指對身體無害，且有助於減少發炎、防止感染，並且會為我們的身體製造維生素K和維生素B_{12}的細菌，然而，使用益生菌的主要目的是以發酵的方式來改善食物的同化過程（assimilation，把消化後的營養重新組合，形成有機體或儲存能量）。發酵是將我們吃進肚子裡的食物的養分移除出來，並加以吸收的過程。

常見的益生菌如下：

· 羅伊氏乳桿菌（*Lactobacillus rheuteri*）

- 乳桿菌（*Lactobacillus rhamnosus*）

- 乾酪乳桿菌（*Lactobacillus casei*）

- 雙歧桿菌（*Bifidobacterium infantis*）

- 其他雙歧桿菌屬（Other *Bifidobacterium* species）

- 酵母菌屬（*Saccharomyces* species）

　　服用益生菌補充劑——特別是當中含有益生元時，可能有助於減少腸道和身體的發炎。擁有健康的微生物群有助於緩和免疫系統發現外來微粒時的免疫反應，從而減少過敏。

　　要如何選擇益生菌？

　　為何它們的名稱會這樣一長串？

　　益生菌是一種有名有姓，還帶有身分字號的細菌，在其英文的學名中，第一個是屬名，第二個是種名，第三個是識別碼，以英文字母和數字代表菌株。以嗜酸乳桿菌（L. acidophilus SD 5212）為例，它是乳桿菌屬（Lactobacillus）中的嗜酸菌種（acidophilus）屬，菌株為SD 5212。在進行益生菌功效和存活性研究時，是取用一細菌之特定菌株來進行測試的。產品上之所以會標明菌株，是因為該物種中的其他菌株不見得會具備同樣的功效。

　　市面上的益生菌是以菌落形成單位（colony forming units，簡稱為CFU）的型式在販售。細菌會生長成一菌落，因此以菌落當做是測量單位。在非處方補充劑中，雙歧桿菌和乳酸桿菌是最常見的菌株。我推薦

含有以下種類的益生菌：羅伊氏乳桿菌、乾酪乳桿菌和嬰兒雙歧桿菌，以及其他雙歧桿菌。鼠李糖乳桿菌已經過很好的研究，但只能買到康萃樂（Culturelle）P262 推出的產品。

酵母菌也可以算是益生菌，儘管不屬於細菌這一類，但具有很好的輔助效果。酵母菌屬的物種能夠預防抗生素治療後發生梭狀芽孢桿菌結腸炎和隨後發生的腸躁症候群。

至於需要服用多少CFU才會產生效果，則是因菌種而異。大多數市售產品都有專利，無法得知產品中每種菌株的含量，因此，這裡只能做一般性的建議，即在選購益生菌時，盡可能挑選包含有上述菌株的，愈多種類愈好，而且應該至少要有八百億個CFU。

歸根究底，治療腸道對於治療精神疾病至關重要，因為受損的腸道會導致大腦發炎，引發精神症狀。改變飲食習慣並且正確補充藥草和補充劑才能治癒腸道發炎、閉緊腸道中的接合細胞，並改善體內的微生物群——進而打造出健康的腸道和健康的大腦。

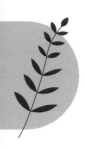

Chapter 5

調節皮質醇改善憂鬱

壓力管理決定我們的感受

在生活中，我們都會經歷到壓力。我們的身心如何管理壓力，會決定我們每天的感受。

加拿大生理學家漢斯・賽利（Hans Selye）博士畢生致力於研究壓力的生物效應，他也是第一個發展出壓力反應模型的學者，他將壓力定義成三個階段。

壓力的三個階段如下：

第一個階段是急性期，這時壓力（無論來源是感染、發燒，還是人際關係的不安）對身體造成傷害。

第二階段是抵抗期，在這個階段，人能夠管理壓力，但會長時間處於掙扎狀態，在這種情況下，壓力源是屬於慢性的。抵抗期可以持續數月至數年，具體來說取決於個人的體質。

最後一個階段是耗竭期，在這個階段，身體開始失去回復力，可能還會經常生病。

人體如何調節壓力？

壓力是透過HPA軸進行調節，HPA軸對於調節體內的壓力反應非常重要。皮質醇是一種壓力荷爾蒙，負責管理身體對壓力的反應，而且會對我們的情緒和體能產生重大影響。在生理層面，壓力是由皮質醇來調節的。

現在，就讓我一同來們看看HPA軸的運作方式，以及它是如何調節壓力的。

HPA軸，指的是下視丘（hypothalamus，H）、腦垂體（pituitary gland，P）和腎上腺（adrenal gland，A）之間的相互作用。下視丘和腦垂體位於大腦中，腎上腺位於腎臟的頂部。

當有壓力發生時，我們的交感神經系統會立即釋放腎上腺素和正腎上腺素，這會啟動典型的壓力／恐懼反應，例如心跳加快和大量流汗，大約十秒後，HPA軸就會啟動。下視丘釋放促腎上腺皮質素釋素（簡稱CRH），這會增加交感神經系統的活動，並通知腦垂體釋放促腎上腺皮質激素（簡稱ACTH）。促腎上腺皮質激素會經由血液流到腎上腺，結合在腎上腺腺體的表面，啟動腎上腺釋放更多的激素——包括皮質醇在內。大腦感應到對皮質醇的需求，這時會傳達命令給腎上腺；腎上腺分泌皮質醇或腎上腺素。

皮質醇會讓身體在急性期對壓力做出反應。在抵抗期，皮質醇濃度可能仍然很高，但身體處於掙扎階段；到了耗竭期，皮質醇濃度下降，

階段 1：急性期	階段 2：抵抗期	階段 3：衰竭期
對正常壓力有適當的反應	慢性壓力，人感到掙扎難受，但還能夠堅持下去	無精打采，容易生病
皮質醇先升後降	皮質醇長期偏高	皮質醇濃度下降

正是在這一階段，身體會感到筋疲力盡，很容易生病，當人進入這種身心俱疲的階段時，會覺得自己要「崩潰」了。

高皮質醇的憂鬱草藥對策

　　高皮質醇濃度對全身上下都會造成影響，它會讓人很早清醒，導致睡眠中斷，血清素和多巴胺的濃度則會下降，導致情緒低落，沒有愉悅感。此時，罹患心血管疾病的風險會增加，因為高皮質醇會促進動脈中的斑塊沉積，感染的風險也隨之增加。皮質醇會讓免疫系統處於高度警戒狀態，長時間下來，免疫系統變得不堪重負，反而讓身體容易受到感染。若是有腸漏問題，使得結腸的內容物進入血液，也會導致免疫系統過度活躍。

　　在傳統精神病學中很少診斷出皮質醇導致的憂鬱症，但這是一個有用且重要的診斷。我在當精神科住院醫師期間，並沒有人教導我要去測

量皮質醇濃度，或是告訴我皮質醇濃度很重要，但現在的我一定會檢測患者體內的皮質醇濃度；唾液測試就是一個好方法。皮質醇濃度通常全天都會變化，若是夜間的濃度升高，就不太可能睡得好；如果在清晨升高，則表示可能會提早清醒，並且焦慮地開始新的一天。

下表顯示了一些常用來降低皮質醇的藥草，以及它們如何與HPA軸相互作用。

草藥療法	HPA軸受影響的部分
南非醉茄（或稱印度人參）	作用於腦垂體，減弱促腎上腺皮質激素濃度
人參	作用於腦垂體，減弱促腎上腺皮質激素濃度
紅景天	作用在下視丘，減弱腎上腺皮質素釋素
刺五加	作用在下視丘，減弱腎上腺皮質素釋素
左旋茶胺酸（L-theanine，茶胺酸是一種來自綠茶的胺基酸）	使腎上腺減少釋放的兒茶酚胺（catecholamine），它是主導戰或逃反應的神經傳導物質

市面上可以買到幾種降低皮質醇濃度的產品，一般認為是用來鎮定舒壓的。下頁表格是一些我偏好使用的。

名稱	活性成分	用量
焦慮緩解膠囊 （Metagenics Serenagen）	綜合草藥產品，含有西方和中國草藥	每天服用2顆
每日舒壓錠（Every Day Stress Relief, Dr. Amen's BrainMD）	瑞羅拉（Relora，厚朴和黃檗的萃取物）、聖羅勒、牛磺酸、左旋茶胺酸	每天服用4顆
睡眠改善植物配方 （Orthomolecular Botanicalm）	卡瓦根莖、洋甘菊花、啤酒花、西番蓮、纈草根	每天服用1顆
磷脂絲胺酸 （Phosphatidylserine）	有許多品牌可選購：一種覆蓋在大腦上的油性物質，能夠保護細胞，並且在期間傳達訊息	每天上床前服用100毫克，減緩早上起床時的焦慮感

　　我也推薦一種含有礦物質的優質綜合維生素，因為維生素C、B_6和K，以及鈣、鎂和鋅，都會因壓力而耗盡。

皮質醇低下的憂鬱對策

　　前面討論了當皮質醇濃度過高時的狀況，不過有時身體也會「崩潰」，進入賽利博士所說的耗竭期。

進入耗竭期之後，人會覺得身體虛脫，耗盡氣力，一切都變得很沉重，這時候會睡不好覺，感到疲倦，無精打采，失去性欲。除此之外，當一個人進入了這種狀態，可能會更常出現疼痛的狀況，因為身體中沒有足夠的皮質醇來進行抗發炎反應。他們還有可能會出現過敏和自體免疫反應。

　　在醫學中，我們一直以來都沒有探討其中的關連。低皮質醇反應通常被稱為「腎上腺疲勞」，皮質醇低下（hypocortisolism）是較專業的用語。

　　與皮質醇低下有關的憂鬱症會出現嗜睡和疲勞等特徵，這是非典型的案例，在與這些患者交談的時候，經常會讓人覺得他們好像已經瀕臨崩潰了。

　　現在讓我們看一些在腎上腺功能減弱時的補救措施。我本人剛好是牛的腎上腺萃取物的愛用者，它可以單獨使用，或是搭配藥草一起。有一個非常好的組合是將乾燥的牛腎上腺與甘草根萃取物混合，甘草根萃取物會抑制11β-羥基類固醇脫氫酶（11β-hydroxysteroid dehydrogenase），這是一種分解皮質醇的酵素，抑制它的活性會讓皮質醇留在體內的時間更長；若是體內的皮質醇都已耗盡，那麼延長皮質醇在體內的時間可能有利健康。

　　你可以與經過專業訓練的從業者合作，好讓他們協助你確認自己的皮質醇濃度與最好的改善方法。

　　下頁表格是一些我個人喜好的產品：

名稱	活性成分	用量
麥特金尼斯 P264 －腎上腺配方壓力平衡膠囊（Metagenics Adreset）	冬蟲夏草、亞洲人參、玫瑰紅景天	每天服用2顆
麥特金尼斯 P264 －甘草複合腎上腺皮質醇代謝保健片（Metagenics Licorice Plus）	甘草根萃取物、南非醉茄（或稱印度人參）、大黃混合草藥、中國山藥（*Dioscorea oppositifolia*）	每天服用1片
索恩 P264 腎上腺皮質膠囊	（Thorne Cortex）	牛腎上腺皮質和全腎上腺萃取物、甘草根萃取物、維生素和礦物質等補充成分	每天服用1次
	（Thorne Adrenal Cortex）	乾燥的牛腎上腺皮質	每天服用1、2顆
克萊爾實驗室 P264 腎上腺皮質濃縮精華（Klaire Labs Adrenal Cortex Concentrate）	乾燥的牛腎上腺皮質濃縮精華	每天服用1次

在多年的執業中，我觀察到，不熟悉皮質醇低下的醫療從業人員可能會使用興奮劑藥物來處理患者缺乏能量的狀況，但這種做法是有問題的，因為這會進一步消耗病患。最好是能找出潛在的病因，解決腎上腺素不足的問題。在加以處理後，患者可以感覺到明顯的不同，他們會覺得受到滋養，更有體力，而不是「亢奮」。

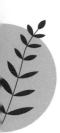

Chapter 6

甲狀腺
對治療憂鬱症的重要性
優化甲狀腺功能的藥草和補充劑

荷爾蒙問題在憂鬱症中扮演重要的角色,其中有幾種會對憂鬱情緒造成影響。

　　我將在本章解釋甲狀腺素的作用,下一章則會探討性荷爾蒙,如雌激素、黃體激素(或稱助孕酮)和睪固酮。我也會提及在情緒荷爾蒙的討論中很少會涵蓋的激素,如維生素D和胰島素等。

甲狀腺和憂鬱情緒的關係

　　二〇一九年七月,我參加了功能醫學研究所舉辦的荷爾蒙高階實踐模組(Hormone Advanced Practice Module),在這個模組中,我得到了幾項很棒的收穫。

第一項是**要治療甲狀腺，應該先從腎上腺著手**。一直以來，治療腎上腺就是我和我的同事所做的第一步，但這不是醫學院所教的；這種做法正在成為標準，這會是一項正面的變化。我的第二項收穫是荷爾蒙系統的功能障礙是因應生活型態所產生的反應和後果，因此，**荷爾蒙功能失調的第一線治療是插手去改變患者的生活型態**。

　　比較適當的做法是，在討論完腎上腺評估及其對心理健康的貢獻後，緊接著討論優化甲狀腺功能對治療憂鬱症的重要性。在上一章關於皮質醇連結的部分，我描述了皮質醇濃度如何升高，並進而導致陰霾型憂鬱症，或是低皮質醇濃度如何導致非典型憂鬱症。身為精神科醫師，我們會檢查憂鬱症患者的甲狀腺素濃度，不過在治療甲狀腺之前，先治療腎上腺會是個好主意，這樣一來，在處理甲狀腺時，身體就會獲得荷爾蒙的支持。

　　生活型態——特別是壓力大和有害健康的生活型態，會造成荷爾蒙功能失調，此一觀念在我看來非常的有趣。這讓我想起了戴爾・布雷德森（Dale Bredesen）醫師在研究阿茲海默症病程發展時，發現了代謝開關。布雷德森博士在經過多年研究後發現，劣質食物、胰島素阻抗、感染和腦傷等生活中的事件會對大腦代謝造成損害；經過多次傷害後，新陳代謝的開關翻轉，大腦產生澱粉樣蛋白斑塊（Amyloid plaque），殺死腦細胞，開始出現認知障礙。要扭轉阿茲海默症的病程，就需要扭轉這些損傷，新陳代謝的開關才會恢復正常。

　　功能醫學研究所對荷爾蒙系統也提出類似的建議。儘管荷爾蒙系統

可能不像阿茲海默症那樣具有特定的開關，但概念是相同的，我們以壓力和有害的生活型態損害了體內的荷爾蒙系統，使得整套系統在我們身上崩壞，若是消除這些壓力源頭和毒害，就能重新啟動荷爾蒙系統，甚至有朝一日可能不再需要靠醫師開立的激素。不過，如果系統受損太嚴重，還是需要使用處方激素。

甲狀腺素的作用

在談論甲狀腺系統如何出錯前，我們需要先了解甲狀腺素是如何製造的，以及它的作用。

甲狀腺被認為是主腺體，因為全身上下都有甲狀腺素的受體。甲狀腺功能低下的跡象有：皮膚乾燥、便祕（大便次數減少）、疲勞、情緒低落、瀰漫性脫髮、怕冷、面部和手部浮腫。甲狀腺功能低下症還會增加導致心血管疾病的低密度脂蛋白。

甲狀腺素的製造是從大腦開始。下視丘製造出甲狀腺促素釋素，簡稱甲釋素（TRH），甲釋素的作用是告訴腦垂體前葉要釋放促甲狀腺素，簡稱甲促素。甲促素由腦垂體前葉釋放，進入頸部的甲狀腺，通知甲狀腺要製造甲狀腺素——當中包含九十五％的四碘甲狀腺素（T4）和五％的三碘甲狀腺素（T3）。

在全身循環時，四碘甲狀腺素會轉變為三碘甲狀腺素，而這一過程需要有足夠量的皮質醇。三碘甲狀腺素是甲狀腺素中代謝最活躍的一種

型式，四碘甲狀腺素也能轉變為逆位三碘甲狀腺素（rT3），這是一種沒有活性的甲狀腺素；當rT3升高時，甲狀腺等於沒有功能。

當血液中有足夠的甲狀腺素循環時，甲狀腺素會回到腦垂體前葉，告訴它不再需要甲促素。這是一個負回饋循環，可保持甲狀腺素在體內的平衡。

那麼，有什麼會損害這套系統，干擾到甲狀腺在體內的運作？

壓力便是是主要因子。

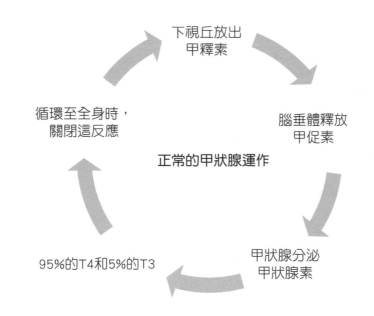

壓力導致甲狀腺功能低下的流程：壓力 ➡ 腎上腺皮質素釋素升高 ➡ 皮質醇增加 ➡ 降低甲促素 ➡ T3減少，進而導致更多T4轉變為rT3這種沒有活性的甲狀腺素

圖6.1　壓力如何干擾甲狀腺素的運作（作者繪製）

當我們承受壓力時，體內的腎上腺皮質素釋素會升高，這時會增加皮質醇來產生壓力感，而這會降低甲促素，進而導致體內的甲釋素和甲狀腺素濃度降低。

這就是何以壓力會造成皮質醇增加並導致甲狀腺功能低下的流程。

此外，亞臨床甲狀腺功能低下症也可能會發生。亞臨床甲狀腺功能低下症是指儘管體內的甲釋素濃度正常，但四碘甲狀腺素卻沒有轉換為三碘甲狀腺素，這種情況經常發生在皮質醇偏低而不是過高的狀況，而且患者處於精疲力竭的狀態。要是身體沒有足夠的皮質醇，就無法將四碘甲狀腺素轉變為三碘甲狀腺素，這就是在治療甲狀腺之前，首先要評估和處理皮質醇濃度很重要的一項原因。

發炎是甲狀腺功能降低的主要因素

發炎 ➡ 壓力直接增加 ➡ 降低甲釋素（TRH）

發炎 ➡ 白細胞介素10（IL10）、腫瘤壞死因子（TNF）➡ 增加腎上腺皮質素釋素 ➡ 降低甲促素（TSH）

發炎 ➡ 增加促腎上腺皮質激素 ➡ 降低四碘甲狀腺素（T4）➡ 轉變為三碘甲狀腺素（T3）的量隨之降低

飲食

前一章我們談胃腸道系統時提到，全身性發炎和自體免疫疾病通常肇始於腸道問題和飲食，而與甲狀腺功能低下症有關的一種飲食問題是

乳糜瀉，乳糜瀉是一種自體免疫疾病，標誌性特徵為麩質不耐。乳糜瀉的症狀包括腹瀉和痙攣，通常會影響到小腸功能，因此也會出現明顯的營養不良。當發現有乳糜瀉的證據時，就要檢查是否有自體免疫甲狀腺炎，若是已經有乳糜瀉，罹患自體免疫甲狀腺炎（或稱橋本甲狀腺炎）的風險會增加三倍，在這種情況下，最重要的是要改變飲食來改善發炎狀況和腸漏問題。

乳糜瀉患者會出現一些營養不良的狀況，導致身體缺乏鐵、鋅、葉酸、維生素B_{12}、鈣、硒、碘、維生素A、D、E和K，這些都是製造甲狀腺素的關鍵輔助因子。鐵的補充將提高碘在製造甲狀腺素時的利用率。高碘飲食或低碘飲食都會增加罹患橋本甲狀腺炎的風險。即使沒有乳糜瀉，也可能有營養不良的問題，並且這可能是造成甲狀腺功能低下的主要因素。身體要正常製造甲狀腺素，需要有適當濃度的維生素A、維生素D（理想值是五十～八十毫微克／毫升〔ng/ml〕）和鐵（鐵蛋白測量值理想上要大於五十），以及鋅、左旋酪胺酸和碘。許多人都缺乏這些礦物質和維生素，而若烹調用鹽選擇的是未加碘的海鹽，會更容易出現碘缺乏症。

藥物及環境毒素

藥物也會干擾到四碘甲狀腺素轉化為三碘甲狀腺素的反應。下面列出干擾甲狀腺轉化的常見藥物：

- β受體阻滯劑，用於降低血壓和減慢心率。

- 避孕藥。

- 雌激素替代品。

- 鋰（這就是為何醫師開立鋰鹽時都會追蹤甲狀腺的功能）。

- 苯妥英（Phenytoin）。

- 茶鹼（Theophylline）。

- 化療。

環境毒素也會影響到四碘甲狀腺素轉化為三碘甲狀腺素的過程。鎘（存在於空氣中）和鉛是環境中較為常見的重金屬，且這些金屬對女性的影響又大於男性。根據統計，有超過一百五十種環境毒素會對甲狀腺造成影響。

若甲狀腺功能是因毒素而降低，在排毒過程中，維持身體處於良好健康狀態是重要的，這意味著肝臟和腎臟的運作需要維持在最佳水準。很多人都知道水飛薊（或稱奶薊草）是很好的護肝藥草，但它還有一個鮮為人知的護腎功用；通常來說，肝和腎這兩個器官會同時出問題。水飛薊不易吸收，所以需要的劑量很高，但它非常安全，沒有和藥物相互作用的問題。要注意的是，喝奶薊茶完全無效，因為水飛薊素不是水溶性的，所以我不推薦採取這樣的服用方式。

如果你有甲狀腺功能低下症，或是患有甲狀腺引起的憂鬱症，請去詢求專業人士協助，並在必要時服藥。如果你正在看功能醫學醫師，並

有接受定期監測，或是你的甲狀腺難以穩定，或許會受益於營養補充劑或是下面列出的藥草，研究顯示它們可以改善甲狀腺功能低下。

支持甲狀腺功能的藥草

可用於支持甲狀腺功能的藥草如下：

（墨角藻） P063

一種常見的海藻，富含礦物質和微量元素。它含有碘化鉀。將一至二茶匙乾海藻放入約三百毫升的水中。燉煮十五分鐘，然後浸泡半小時。每天服用兩、三次，每次約一百二十毫升。

（假馬齒莧） P062

這是一種甲狀腺的興奮劑。服用一千毫克的口服補充劑，每天一、兩次。如果服用酊劑，那就以一比五的稀釋比例服用，一次服用二至三毫升，每天三次。

（蕁麻）

歷史上曾用於治療甲狀腺腫。一比五比例的酊劑，每次服用一‧五至二毫升，每日三次。若服用乾燥藥草，則每天三次，每次二至四克。

(南非醉茄)

　　長久以來，南非醉茄（睡茄，又稱印度人參）都用於改善甲狀腺功能，它富含鐵，也適用於缺鐵性貧血。

　　可泡成茶服用，取一至二茶匙，放入三百六十毫升的水或杏仁奶中，燉煮十五分鐘，然後浸泡半小時。每天服用一百二十毫升，一天兩三次。不過，有許多人可能不喜歡這種茶的味道。南非醉茄也有萃取物或補充劑的型式。懷孕期間禁用。

有助於甲狀腺功能的補充劑

・硒。

・鋅。

・維生素D。

・維生素A。

・碘。

・鐵。

・葉酸。

・維生素B$_{12}$。

・維生素E。

・鈣。

・維生素K。

・維生素B$_2$、B$_3$、B$_6$。

　　含有礦物質的良好複合維生素應該能提供足量的這些營養素。

　　同樣重要的是，接受醫療保健業者的檢查，定期測量和監測甲狀腺素的濃度。

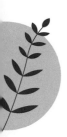

Chapter 7

女性特有的憂鬱週期
藥草如何幫助與月經相關的各種症候群

提起荷爾蒙失調時，大多數人想到的是雌激素、黃體激素（或稱助孕酮）和睪固酮這類性荷爾蒙，這些是公眾最熟悉的，也是網路上和書籍中討論最多的荷爾蒙。我也想花一些篇幅來討論荷爾蒙，因為這是一個十分重要的主題，這同時也是個很大的議題，遠遠超過本書的範圍。

不過，我在這裡想做的，只是討論身為精神科醫師的我遇到的常見問題。我發現自己經常在處理讓女性壓力及痛苦倍增的經痛問題，也經常遇到為經前症候群（或經前煩躁症）前來求診的患者。我有一位患者的經前症候群非常嚴重，她的家人只能將她安置在家中的拖車裡，因為她發作時脾氣非常暴躁，嚴重到讓人無法忍受。這真的很悲哀，不是嗎？在我治療的案例中，有因為荷爾蒙失調而直接導致憂鬱症的，也有與經前症候群相關的憂鬱症。

多年來，我對荷爾蒙有了第二種認識。當我遇到憂鬱、喜怒無常、

焦慮和生活狀況普遍來說很悲慘痛苦的患者時，我會預期她們的月經模式有異常，而我確實經常發現這樣的結果。我見過皮膚科醫師用螺內酯（Spironolactone）來治療成人痤瘡，這是一種用於治療多囊性卵巢症候群的血壓藥物，但他們卻沒去檢查患者是否有荷爾蒙紊亂的情況——這才是致痤瘡的元凶，他們沒有測量睪固酮，也沒有進行空腹胰島素檢查，看看是否有胰島素阻抗。我認為這樣的做法是對患者的傷害。

當女性患者出現成人痤瘡時，應進行血液檢查，排除多囊性卵巢症候群的可能性，並討論此症候群造成的後果，諸如不孕症、胰島素阻抗和糖尿病等。

你可能會覺得奇怪，為什麼精神科醫師要治療這些疾病？

這是因為這些病症對女性心理健康產生重大影響。不知為何，這些情況往往得不到治療，只能任憑女性繼續受苦，當然，女性健康是一個很大的題目，不僅是只有痛苦的月經、多囊性卵巢症候群，以及經前症候群或經前煩躁症，但這些是我最常看到的病症，所以我想花一些時間來討論。此外，我還想多花些時間討論維生素D和胰島素，我認為這兩種激素對大腦功能有重大影響，卻並沒有得到足夠的重視。

緩解經痛

經痛是很常見的問題，面臨經痛問題的女性可能有規律的月經週

期，也可能並不規律，月經量也可能或多或少。經痛會讓一個女人對自己身為女性的事實感到難過，因為她的女性特質正在傷害她，這對女人來說可能會造成非常大的壓力——尤其是對年輕女性，受害最深的是年齡層是介於二十至二十四歲的年輕女性，她們遭受的痛苦最大。儘管有許多適當的治療方法，但只有十五％的女性會在經痛時求醫。**經痛是不正常的，而且不必去忍受這樣的痛苦。**

傳統的醫療處理方式是使用布洛芬（ibuprofen）這類抗發炎藥，或是吃避孕藥。經痛是體內前列腺素過多所造成的，前列腺素會造成子宮內的血管收縮，導致肌肉層收縮，引起疼痛性的痙攣；因此，使用布洛芬和其他此類藥物是適當的。口服避孕藥也是一種廣泛使用的療法，口服避孕藥會減少血流量，減輕一些不適感。

許多女性不想服用避孕藥，或是基於一些其他原因，這對她們來說是一項禁忌，還有一些女性則由於抗發炎藥物的副作用——如胃腸道出血和其他風險，也無法服用。

這時候，改變生活型態和使用藥草可能就變得非常有用。

在生活型態的干預上，**要先從抗發炎性的飲食型態開始。**抗發炎的飲食內容主要是未經加工、原型的食物，如果可能，請盡可能選擇有機的。避免乳製品、麩質和糖可減少發炎作用。胃腸道不適經常會伴隨有痛經的問題，這類問題通常會以苦精來解決 P109。

有些營養補充劑對此很有幫助，如魚油中的 ω-3脂肪酸——EPA和DHA——可用做抗發炎藥。每天可服用這兩種脂肪酸，兩者合計三千

毫克。已有研究證實 ω-3脂肪酸可以透過對前列腺素系統的調控來減少痙攣。

添加鈣和鎂也很有效用，鈣似乎可以減少痙攣和煩躁，而鎂則是一種非常安全的肌肉鬆弛劑。鈣是目前已知最具結合力的一種物質，因此搭配鎂使用是個好主意。若是鎂引起腹瀉，則可增加鈣的劑量；而若是有鈣引起的便祕問題，請補充鎂。

具有緩解痙攣、抗發炎和滋補作用的藥草都適合用來處理經痛。

在西方醫學中並不存在有補品的概念，補品是滋養器官的藥草，滋養器官的意思是它可以幫助這器官茁壯成長、建立細胞、解毒和生長，而滋養得宜的器官將能發揮其最佳功能。

藥草	作用	服用或使用方式
覆盆子葉茶	滋養子宮、抗痙攣	通常以茶包型式販售。將茶包放入杯中，再倒入熱水，靜置10～15分鐘，就可服用。整個月每天飲用，以緩解月經。可以喝溫的或冷的。傳統保健（Traditional Medicinals）P264 有優質的選擇。
櫻葉莢蒾	抗炎、乙二型交感神經致效劑（β2 agonist）	將1～2茶匙的樹皮放入水中煮10分鐘。過濾後飲用，每天1～3杯。含有草酸，因此有腎結石病史者，請勿使用。

藥草	作用	服用或使用方式
歐洲莢蒾（Cramp bark，或稱做抽筋樹皮）	抗炎、乙二型交感神經致效劑	服用的方式與櫻葉莢蒾相同。此藥草不含草酸，因此無需擔心腎結石。
蔓虎刺果（Partridgeberry）	滋養子宮、鎮痛	茶飲方式：浸泡10～15分鐘，每天飲用1～3杯。以酊劑（1:5）方式服用，每天3次，每次2～4毫升。粗製草藥（通常以膠囊型式販售），每天服用1000～2000毫克。夏威夷製藥 P262 有推出無酒精的萃取液，每天服用4次，每次一整個滴管。
黑升麻	抗炎和抗痙攣，乙二型交感神經致效劑。過去曾用於處理所有的子宮問題。	服用綠蓋的然萃維 P262 的540毫克膠囊，每天兩次，持續3個月，然後每天服用一次，繼續保養。

　　現在來談談苦精。苦精就是那種有苦味的食物，苦味會刺激膽汁和肝臟，開始進行消化工作。胃腸道不適者通常也有經痛的問題，腸躁症候群是一種常見的合併症，若是同時處理腸道問題，以藥草治療經痛的效果會更好。

　　苦精可以在酒類商店買到。大多數苦精產品都含有酒精，不過德國草本佳力士（Gallexier）P262 品牌有推出不含酒精的苦精；有機苦

精（Organic Bitters）P263 也有出無酒精苦精，可在www.mercolamarket. com網站上購買。請按照購產品的說明服用，大多數時候，是在一天中最豐盛的一餐前服用。

緩解經前症候群

　　身為精神科醫師，我常遇到在月經前有憂鬱或情緒低落的患者。經前症候群是真正的疾病，可以在SPECT腦部掃描中看到血流的變化，經常可觀察到流向前額葉皮質的血流量顯著減少，伴隨有在經期前難以集中注意力和執行決策等問題。

　　婦科醫師經常用口服避孕藥來治療經前症候群造成的情緒問題，精神科醫師則是在月經前增加抗憂鬱藥的劑量來處理，這兩種治療方法都有所幫助，但卻是治標不治本，忽略了導致問題的根本原因。荷爾蒙失調及營養不足是經前症候群潛在的原因，所有這些都可以處理，而藥草對這些情況非常有幫助。

　　這問題的荷爾蒙失調是指雌激素佔了相對優勢——在月經週期的黃體期（後期），雌激素增加而黃體激素減少。

　　在雌激素較多時，正腎上腺素增加，會讓人變得易怒，而黃體激素減少則會造成醛固酮增加，並伴隨有水腫，同時也會讓催乳素增加，導致乳房觸痛——一些女性對催乳素升高的狀況非常敏感。這時，內啡肽

會減少，進而導致憂鬱、悲傷和荷爾蒙失調，多巴胺也會減少，而多巴胺負責良好感覺、快樂、享受活動，以及注意力集中。以下整理出荷爾蒙失調的要點。

經前症候群：雌激素優勢造成的荷爾蒙失調

雌激素增加 ➡ 黃體激素減少
正腎上腺素增加 ➡ 易怒、黃體激素減少
醛固酮增加 ➡ 水腫和腹脹
催乳素升高 ➡ 乳房脹痛
內啡肽減少 ➡ 憂鬱、悲傷
多巴胺減少 ➡ 快樂感降低和難以享受活動，注意力和集中力降低

營養不良是荷爾蒙失調最常見的一項根本原因。經前症候群患者體內的維生素B$_6$、鈣、鋅和鎂等營養素通常偏低，市面上有許多含有這些營養素的非處方經前症候群補充劑。

身體需要的維生素B$_6$是一種活化型式──稱為磷酸吡哆醛（pyridoxal phosphate，簡稱p5p'）的維生素B$_6$，服用複合B群會比僅補充維生素B$_6$來得好，攝取過多維生素B$_6$可能導致感覺異常（四肢發麻），還可能伴隨有四肢或軀幹的震顫，以及焦慮感的增加。

此外，由於可能缺乏多巴胺，可慮考慮補充一些產生多巴胺的重要礦物質輔助因子。多巴胺的合成需要鐵、鋅和銅，所有這些養分都可以透過驗血來進行測量，我強烈建議你要求醫師進行測量，我也強烈建議

在鎂的測量上要去看紅血球鎂而不是血清鎂。另外，還需要補充足量的必需脂肪酸和維生素D。

經前症候群有幾種不同的亞型，下面我將介紹每種類型，並解釋有助於緩解每種類型的草藥醫學。

焦慮型經前症候群：主要症狀是焦慮

以下為適用的藥草：

黃荊

黃荊又稱荊條、聖潔莓或聖潔樹（chaste tree），可以降低催乳素濃度，增加黃體激素的濃度水平（特別是在月經週期後半段），以及多巴胺和內啡肽。然萃維 P262 有推出優質的黃荊產品，是四百毫克膠囊，每天服用一次。需要服用三個月，來解決月經失調與症狀改善。

神經鎮定劑

神經鎮定劑（Nervines，又稱促智藥〔nootropic〕）也很有幫助，是支持和滋養神經系統的藥草。

在這類藥草中，還是有特殊的細微差別和「個性」：西番蓮適合那些為家庭成員等其他人犧牲自己的女性；檸檬香蜂草則非常適合忙碌的女性，是在感覺全身不對勁時，通常可以立即見效的藥物；北美黃芩非

常適合那些變得易怒和不想被打擾的女人（「別煩我！」）；卡瓦醉椒（Kaca kava）也可以用來減輕焦慮，我建議下午喝卡瓦茶，瑜伽茶（Yogi Tea）P263 這個廠牌有推出品質很好的茶包。如果定期服用，最好請醫師為你測量肝酶，因為目前已知卡瓦會增加肝酶。所有這些藥草都可以在網路上和商家購買茶包或萃取物。

適應原

這是幫助身體調適壓力的藥草，在這裡也很有幫助，南非醉茄是鎮靜效果最好的適應原，有助於安寧的睡眠。請按照產品上的說明服用；蓋亞草本 P262 有推出一種很好的產品。

刺五加

過去稱為西伯利亞人參，對經前症候群也很有幫助。這種藥草對認真、努力工作、努力玩耍和幾乎不睡覺的年輕女性特別有幫助。將藥草浸泡二十分鐘，過濾後飲用。整個藥草都有點苦，所以我喜歡搭配杏仁奶和一點蜂蜜和肉桂，這樣喝起來相當不錯。

苦精

苦精特別能協助肝臟解毒，尤其是體內荷爾蒙造成的毒，請在享用一天中最豐盛的那一餐前服用。都會月光（Urban Moonshine，含酒精）P263 和佳力士 P262（不含酒精）等品牌都有推出。

碳水化合物型經前症候群

　　主要症狀是對碳水化合物的渴望和緊張性頭痛。

　　在月經前會對碳水化合物產生渴望是很合理的，因為身體會使用碳水化合物來為可能的懷孕做準備。然而，對碳水化合物產生渴望是非常不舒服的，女性可能會覺得無法控制自己的感受、渴望和行為；出現大量暴飲暴食的狀況同樣很不舒服，這會讓女性的自我感覺很糟糕。

　　西洋刺人蔘（或稱魔鬼拐杖〔Devil's club〕）這種藥草，有助於血糖調節，以限制對碳水化合物的渴望。在網路上可以買到部落祕方（Secrets of the Tribe）P263 這個廠牌推出的無酒精酊劑。請按照所購買的產品瓶身說明來服用。

　　在治療碳水化合物型的經前症候群時，一線藥物並不是藥草，而是礦物質：鎂。鎂非常有幫助，可以在睡前服用，這也可以讓女性睡得更好。可選用檸檬酸鎂，服用劑量為四百至六百毫克；若是出現腹瀉，可補充鈣，鈣與鎂的比例應為一：一，有許多非處方製劑的鎂鈣比例都是一：一。另一種礦物質鉻也可能有助於減少對碳水化合物的渴望——儘管目前的研究結果不一，鉻的補充劑量為每天六百至一千微克，目前有許多非處方補充劑產品可供選擇。

　　飲食對此也很有幫助。高蛋白、高脂肪和低碳水化合物的飲食是基本的，但這在對甜食產生強烈渴望時會很難執行，鉻有助於降低對糖的渴望，但需要服用約一千毫克以上的高劑量。這裡有個小撇步，請打開

鉻錠的膠囊，將其直接倒在舌頭上，或是將苦味藥草放在舌頭上，這有助於停止對甜食的渴望，讓人能夠繼續執行飲食計畫。此外，**維持整個月高蛋白、高脂肪和低碳水化合物的飲食，而不僅僅是在月經前這樣吃**，如此也非常有幫助。維持正確的飲食方式也會協助身體調節血糖和胰島素的濃度。

苦味也是必須的，苦味可以平衡碳水化合物中的甜味。美國人特別愛吃碳水化合物和甜食的部分原因，可能是典型的美式飲食中很少有苦味。目前苦澀的蔬菜被吹捧為健康食品（確實也是如此），並且開始進入店家的貨架和餐館的沙拉菜色中，這是一個很好的趨勢，我希望這會繼續下去。

有許多苦味藥草都很適合用於經前調理：益母草、蒲公英根、龍膽和武靴藤是常見的藥草，有的是萃取物，有的是酊劑。可以在舌頭上滴一滴的武靴藤萃取物，這能夠阻礙人體感受到甜味。苦精應該在享用一天中最豐盛的那一餐前服用，都會月光 P263 有推出含酒精的製劑，或是可以在www.mercolamarket.com網站上選購不含酒精的製劑，佳力士 P262 和有機苦精 P263 都有推出。

適應原是幫助身體管理壓力的無毒藥草，當中有幾種具有調節血糖的效果：西洋刺人參、刺五加和人參，此外，肉桂也是一種很好的降血糖劑，只需在日常食物中添加肉桂即可改善空腹血糖值——可以在優格中加入肉桂粉，或者在沖泡咖啡時放入肉桂棒，既可以增加風味，又能降低血糖。

憂鬱型經前症候群：主要症狀是憂鬱

技術上來說，這類經前症候群的憂鬱症只會在月經前一週發生，但在仔細詢問病史後，會經常發現患者在整個月都有輕鬱症的狀況。輕鬱症是指輕度的憂鬱情緒，但還達不到憂鬱症的標準，不過這是一慢性症狀，而這為經前症候群期間的憂鬱症埋下伏筆。

黑升麻對這類症狀非常有用。每天服用二至四次、五百四十毫克的黑升麻，其作用類似於選擇性血清素再攝取抑製劑（selective serotonin reuptake inhibitor，簡稱SSRI），這會增加血清素來改善情緒。

服用5-羥色胺酸（簡稱5-htp，為一種血清素的前驅物）也有助於睡眠和改善情緒，若是有需要，可以在睡前將5-羥色胺酸的劑量增加到三百毫克。

此外，身體也需要有足量的維生素B_6，尤其是p5p型的活化版本（即磷酸吡哆醛，簡稱p5p'）。同樣地，選用完整的維生素B群複合物較為安全，也可以避免攝取過量維生素B_6而中毒的問題。

聖約翰草 P057 對這類病症也有幫助，尤其是搭配黃荊 P112 一起服用。黃荊主要是改善身體症狀，對憂鬱症狀沒有什麼助益，聖約翰草則可以改善情緒，讓人非常放鬆。聖約翰草會誘發P450酵素系統，這會與體內其他藥物產生交互作用，減少血液中某些藥物的含量；若是正在服用任何處方藥，請務必諮詢你的醫療保健提供者。

憂鬱的症狀通常伴隨著焦慮和腦霧。西番蓮是改善焦慮的極佳藥

草;假馬齒莧是一種抗焦慮藥草,也有助於緩解腦霧,而紅景天是一種極好的適應原,有助於緩解身心疲勞。

水腫型經前症候群:主要症狀是腫脹

伴隨乳房觸痛的腫脹可能會非常不舒服,增加鎂的濃度會有幫助;銀杏有助於改善血液在血管中的流動,減少乳房壓痛和腿部腫脹。

有些藥草可以當做溫和的利尿劑,像是蒲公英根、蕁麻葉和北美黃芩茶,這些藥草富含鉀,有助於排出體內的鈉和水。這些藥草很容易取得,一般都是以茶包或茶葉的型式販售。

疼痛型經前症候群:主要症狀是疼痛

在月經前感到疼痛,並且覺得妳的身體正在傷害妳,這是一種很可怕的感覺。黃荊會增加內源性類鴉片(一種由體內自行產生、效用類似嗎啡的化學物質),對這類經前症候群可能很有幫助。疼痛的類型有很多種,每種都有特定的藥草來處理。

一些女性在月經前會出現緊張性頭痛,藥水蘇是處理此問題的極佳藥草,可緩解頭部、頸部和肩部肌肉的疼痛。藥水蘇可在藥草網站,如www.mountainroseherbs.com或www.starwest-botanicals.com上購買;每天泡三、四杯來喝,或是購買其精萃或酊劑。在www.hawaiipharm.com網

站上有販售無酒精的萃取精華液。請按照瓶身上的說明服用，可在月經前一週自行使用。

下表列出針對經前症候群各種病痛的止痛草藥：

疼痛類型	對應草藥
鈍痛、持續性悶痛	黑升麻
緊張、痙攣性疼痛	歐洲莢蒾
纖維肌痛	紅景天
緊繃感	纈草根
緊張性頭痛	藥水蘇
骨盆疼痛、抽筋	蔓虎刺
經痛和腰痛	櫻葉莢蒾
抗痙攣、滋養子宮補品	覆盆子葉茶

如果妳有經前症候群的困擾，請與妳的醫療保健提供者合作，讓他為妳量身制定出最佳治療方案。

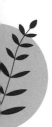

Chapter 8

多囊性卵巢症候群
帶來的身心之痛

從低碳飲食到藥草療法

多囊性卵巢症候群是女性常見的問題。約有二十一％的女性被診斷出罹患此病，不幸的是，確診數正在不斷上升，有三分之二的不孕婦女將會被診斷出多囊性卵巢症候群。這種症候群為女性帶來極大痛苦，並且對健康構成重大威脅，其症狀包括出現雄激素過多症的病徵，例如面部毛髮和成人痤瘡；與肥胖和胰島素阻抗也密切相關。因此，當我發現皮膚科在治療成人痤瘡卻沒檢查患者的胰島素阻抗或荷爾蒙異常時，會感到很難過。健康的代價非常高！

卵巢囊腫並非診斷標準

令人困擾的是，多囊性卵巢症候群經常不易診斷，這也許是因為這

個症候群的名稱具有誤導性，至於另一點，則是醫界還沒有達成一致的診斷標準。

根據美國國立衛生研究院（National Institutes of Health，簡稱NIH）召集的一個獨立小組的意見，問題的癥結在於這疾病的名稱聚焦在單一條件上，也就是卵巢囊腫——但囊腫在這項症候群的診斷上既不是必要條件，也不是充分條件。二〇一三年，這個專家小組建議將其更名，以便能更正確地反映這項疾病的本質，但截至撰寫本文時，醫界仍尚未重新命名這個症候群。總之，請特別注意：罹患多囊性卵巢症候群時，有可能不會出現卵巢囊腫。

多囊性卵巢症候群的診斷定義不同，取決於所參照的專業協會提供的標準。鹿特丹診斷標準（Rotterdam diagnosis criteria）的定義為符合下列三項症狀中的其中兩項：

1.無排卵，或是排卵減少。
2.雄激素過多症：血液中檢測到睪固酮升高。
3.超音波檢查發現多囊卵巢。

除此之外，雄激素過多症和多囊性卵巢症候群協會（Androgen Excess and PCOS Society）也做出類似的定義：

1.雄激素過多症：血液檢查顯示出臨床或生化上睪固酮過量的情況。

2.卵巢功能障礙：這可由排卵減少或多囊卵巢來證明。

3.排除其他相關疾病。

　　從上面所列的症狀，我們可以很清楚地看出，存在有卵巢功能障礙是一必要條件，但卵巢囊腫的存在並不是必須的。相對的，雄激素的存在，無論是反映在臨床上（出現成人痤瘡）還是在血液檢查中，都是診斷關鍵。

　　多囊性卵巢症候群對女性健康構成的風險有肥胖和胰島素阻抗。肥胖多見於腰部，這是代謝症候群的特徵，而肥胖和胰島素阻抗這兩種情況又會增加罹患其他疾病的風險，包括第二型糖尿病、雌激素過剩的相關功能失調性子宮出血、心臟病、乳腺癌和子宮癌。此外，大多數患有這種症候群的女性無法懷孕。

治療對策

　　生活型態干預或許對多囊性卵巢症候群有所幫助，可以從低碳水化合物飲食開始——例如原始人飲食法（Paleo diet）。對於那些不熟悉原始人飲食法的人來說，這是一種以農業發展前的祖先飲食為基礎的飲食法，因此不會食用穀物或豆類，飲食包括肉類（飛禽走獸等能夠獵得到的獵物皆可）、可採集的蔬菜和水果（任何生長在地上的東西），但沒

有奶製品。原始人飲食法是一種低碳水化合物的飲食，可以改善胰島素，降低血糖。運動也是關鍵。眾所周知，**運動可以降低胰島素，提高細胞對胰島素的敏感性。**

有一些藥草和補充劑可以幫助改善這種症候群。

多囊性卵巢症候群的藥草

藥草	藥效
肉桂（真肉桂或桂皮）	每天3克（略多於1茶匙）可降低血糖；也可選用以膠囊型式包裝的精油
印度三果實（Triphala）或油甘果（Amla，又被稱為餘甘子／印度聖果）	每天2～3克可提高胰島素敏感性，對心血管和胃腸道系統有益
薄荷茶／留蘭香茶（Spearmint tea）	每天2杯茶。可降低睾固酮，並增加SHBG（在血清中攜帶荷爾蒙的代謝物，在多囊性卵巢症候群患者體內偏低）
改良版的TJ-68芍藥甘草湯（Shakuyaku-kanzo-to），這是以芍藥和洋甘草混合的中藥配方	在原製劑中是混合等份的芍藥和甘草，但由於甘草會升高血壓，洛·道格博士建議的芍藥甘草比例是2：1。這兩者有加成效應。甘草和芍藥會降低雄性激素，而芍藥會降低胰島素和血糖。必須請草藥師為你調配。

不要在多囊性卵巢症候群患者身上使用黃荊，這會使病況惡化。

多囊性卵巢症候群的補充劑

補充劑	用量
鎂錠	每日600毫克
鉻錠	每天1000毫克
N-乙醯半胱胺酸 （N-acetyl cysteine，NAC）	每天1200毫克，促進排毒
α-硫辛酸（Alpha lipoic acid）	600毫克，一天2次
肌醇（Myo-inositol）	每天4克可改善代謝症候群，還能夠模擬胰島素的功能
D手性肌醇（D-chiro inositol）	每天1克可減少雄激素

重要提示：若是你患有任何類型的憂鬱症，請諮詢合格醫師。前面列出的藥草並不能替代專業的醫療指導，更不可以全部一起使用。該使用哪些、要如何服用、何時服用，這都取決於一人的整體狀況。

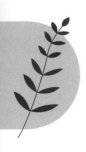

Chapter 9

預防冬季憂鬱的維生素D
對身心至關重要的激素

維生素D是個常被遺忘的維生素，它在許多正常的生物歷程中扮演關鍵的角色，也是維持健康所必需的，但在過去很少會有醫師對此進行測量。多年來，我會定期為我的精神病患者安排維生素D濃度檢查，看到現在有愈來愈多的一般科醫師在進行年度身體檢查時測量維生素D濃度，而且檢查維生素D濃度過低正慢慢成為主流醫療實踐，這現象讓我感到很高興。

但是，為什麼會將一維生素包含在荷爾蒙的討論中呢？

原因是**維生素D既是一種激素，也是一種維生素**。它維生素的部分是指我們可以在食物中食用的麥角鈣化醇（維生素D_2），而說它是激素的原因是因為它是由身體的一個部位所產生，並將其分泌到血液中，對身體的另一部位產生作用（這是一般對激素的定義）。它被稱為開環類固醇激素，是體內最有效力的一種類固醇。

目前有很多關於維生素D的研究。如開頭所提，維生素D對健康至

關重要，身體的各個器官上都長有維生素D的受體，維生素D對心臟、血管、骨骼、肌肉、免疫系統和大腦等都有影響。它也會支持免疫功能，因此需要足夠的維生素D濃度來抵抗感染。

維生素D是形成強健骨骼和預防骨質疏鬆症與骨折的必需要素，這點大家都熟知，但維生素D還有其他鮮為人知的重要性，那就是對身體其他系統中的調控。不僅是骨骼，要長出強壯肌肉也需要它，這還能降低老年人跌倒的風險。維生素D可降低患癌症的風險，提高罹癌後的生存能力，減少心臟病發作，也是身體吸收鈣和磷所必需的要素，此外，維生素D還可以改善情緒。

維生素D在認知功能上也扮演關鍵角色。阿茲海默症患者的維生素D通常偏低，患有輕度認知障礙的人同樣缺乏維生素D。就阿茲海默症已達到流行病程度這點來看，再加上女性患病的比例高於男性，利用我們所擁有的所有工具來預防和治療認知障礙是非常重要的，而維生素D是一種廉價且簡單的方法來達成這一目標。

要安排的血液檢查是25-羥基維他命D。血清中最為有效的濃度是在六十～八十毫微克／毫升（一五六～二〇八奈莫耳／升〔nmol/l〕）。我個人治療重度躁鬱症的經驗是將維生素D提高到六十毫微克／毫升的濃度，可獲得很好的結果。

由於維生素D對身體有深遠的影響，因此它是一種改善健康簡單且廉價的方法；我建議應定期檢測維生素D濃度。由於人體會透過曬太陽來製造維生素D，因此我經常在深秋（十月或十一月）測量患者的維生

素D濃度。若是想要維持良好情緒，避免冬季憂鬱，你會希望在整個冬季保持血清中有足夠的維生素D。此外，維生素D有抗發炎作用，可改善血管內皮（形成血管內壁的細胞）功能，降低心臟病發作的風險。

維生素D一些關鍵作用的總結

器官系統	效應
心理健康	改善情緒，減少憂鬱，預防冬季憂鬱症
大腦	提高認知能力，預防輕度認知障礙和阿茲海默症
心臟	改善血管內皮功能、心臟功能、改善高血壓
癌症	透過調節細胞生長來降低多種癌症（包括乳腺癌、結腸癌和淋巴瘤）的風險並提高生存率
骨骼健康	預防骨折和骨質疏鬆症，部分原因是這會促進吸收及利用鈣的能力
肌肉健康	維生素D有個遭到低估的好處：可以減少老年人的肌少症和肌肉無力，預防跌倒
免疫健康	維生素D可減少感染並刺激免疫系統，提升感染後恢復的能力
糖尿病	改善血糖和胰島素功能
自體免疫疾病	由於免疫功能改善，自體免疫疾病的發生率較低

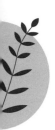

Chapter 10

胰島素與憂鬱的連鎖反應
高胰島素、高度焦慮和情緒低落

胰島素這種激素最為人熟知的作用就是調節血糖，在身體運動期間，胰島素負責將血糖從血清中轉移到肌肉，提供能量來源。

很多疾病都與胰島素有關，最為人熟知的便是糖尿病。第一型糖尿病是因為自體免疫反應損害到胰腺，因此身體無法製造足量的胰島素，將血糖送去當燃料。第二型糖尿病則是指血糖長期升高，身體對胰島素的作用產生抗性，這又稱之為胰島素阻抗，會造成脂肪代謝的顯著失調。胰島素的部分工作是將葡萄糖轉移到肌肉細胞，提供能量，其餘的血糖則儲存在脂肪細胞中。脂肪細胞本身也具有代謝活性。

胰島素與情緒的關聯

為什麼要期待你的精神科醫師關注你的胰島素呢？

這和憂鬱症有什麼關係？

行醫這麼多年，我一次又一次地觀察到一件事：似乎會同時在患者身上出現高血糖、胰島素阻抗、情緒低落和不良飲食習慣。我開始定期測量空腹胰島素，結果發現數值升高與情緒及飲食失調有關。瘦體素和所謂的飽腹感荷爾蒙——飢餓素，這兩者與飽腹感直接相關，但胰島素似乎與情緒困擾和對碳水化合物的渴望有關。

我經常在想，胰島素是否會因發炎反應而升高，但我目前還沒有找到證據。

我從中學到的是，胰島素濃度升高和連帶的胰島素阻抗是一項指標，顯示有壓力造成的代謝效應，而這往往會導致發炎、認知障礙和情緒失調。我相信，胰島素升高是結果，而不是原因，而我也不是唯一觀察到這些現象的人。

阿茲海默症的盛行率已達到流行病的比例，有時又被稱為第三型糖尿病。在《阿茲海默症的終結》一書中，作者戴爾·布雷德森博士曾經說過：

「這種胰島素阻抗不僅僅會導致第二型糖尿病、脂肪肝和代謝症候群，還會導致阿茲海默症，原因是：胰島素發出的訊息傳遞是支持神經元存活的一項重要訊號。胰島素與胰島素受體結合，觸發支持神經元存活的訊息傳導；這種生存訊號會因長期的高胰島素水平而減弱。不過，這並不是長期高胰島素水平與阿茲海默症之間的唯一聯結。」

這裡不僅要思考阿茲海默症的問題，還要想到各式各樣的憂鬱症。

當神經元在為自己的生存做掙扎時，你怎麼能期望大腦運作良好、感到快樂、與他人建立良好的關係，以及自我感覺良好？情緒低落者的主要病訴是腦霧和注意力不集中，若造成憂鬱症的其中一項潛在機制是神經元在為其生存而掙扎，那出現腦霧也是很正常的。

戴爾·布雷德森博士提出的另一項要點是，用於去除澱粉樣蛋白斑塊（在阿茲海默症患者腦中發現的異常），與用於去除完成任務的胰島素的，是相同的酵素，都是胰島素降解酶。如果胰島素降解酶忙著去除多餘的胰島素，那它就無法去除澱粉樣斑塊。

胰島素也會產生其他交互作用。胰島素增加會降低性荷爾蒙結合球蛋白，這種球蛋白是負責在血液中攜帶性荷爾蒙的巴士。當性荷爾蒙結合球蛋白較少時，留在血液中的性荷爾蒙較多，但卻沒有受到調節，這可能導致女性雌激素優勢，從而造成荷爾蒙失調型的情緒失調（請參閱第七章中關於經前症候群的討論 P110）。

未來的研究也許還會發現許多其他的交互作用，總之，胰島素的升高和高度焦慮、情緒低落以及不良的飲食習慣間確實存在有關聯。

降血糖及胰島素的對策

有許多降低血糖和胰島素的自然方法，第一個並不是藥草，而是鎂這種礦物質。在這方面，服用足量的鎂可能有所改善，至於要服用多少

劑量才算充足，則因人而異，不過每晚四百至六百毫克的鎂會是一個很好的起點。過量的鎂會導致腹瀉，因此可能得用鈣來平衡。此外，服用脂質體蘇糖酸鎂（magnesium L-threonate）這種膠囊型式可能會讓身體的耐受度更好，也更有利吸收，且不會出現胃腸道不適；脂質體蘇糖酸鹽很容易通過血腦屏障。脂質體蘇糖酸鎂的劑量為每天兩千毫克。

肉桂

肉桂這種甜味藥草很容易降低血糖和胰島素水平，而將肉桂添加到飲食中是輕鬆易舉的。在沖泡咖啡時可將肉桂棒放入咖啡中，或是在果昔中加入肉桂。每天需要攝取約一茶匙的肉桂才能達到治療效果。

小蘗鹼

小蘗鹼（Berberine）又稱黃連素，是俄勒岡葡萄根、金印和黃連等的活性成分。用小蘗鹼是降低血糖和胰島素水平的絕佳方法，它會與肝臟中的細胞色素P450（cytochrome P450，簡稱CYP 450）的傳導途徑產生交互作用，更具體的說法是，小蘗鹼會抑制2D6、3A4和2C9等酵素的作用（此三者都是藥物代謝相關的酵素）。如果正在服用的藥物是要靠上述其中一種酵素來代謝，那藥物在血液中的含量可能會升高，但這並不意味著不能同時服用此藥物和小蘗鹼，這可能只是意味著一旦服用小蘗鹼，你或許需要降低此藥物的劑量，以維持適當的血清水平。小蘗鹼的半衰期很短，因此建議每天服用三次，每次五百毫克。

苦瓜

　　苦瓜是一種水果，顧名思義，它是苦的，在非洲和亞洲當做菜餚食用，有點像是黃瓜，在料理中，會用它的苦味來平衡味道。幾個世紀以來，一直流傳有以它來處理血糖升高的傳統；這種食物的苦味西方人難以接受，因此大多數人會服用膠囊，不過也有人將其混在蔬果昔中。若是服用它來降低血糖，請務必監測血糖狀態。劑量因人而異，根據個人的需要，每日劑量介於五百至一千五百毫克。它可能會降低血壓，所以如果你有高血壓，一定要記得監測血壓。

武靴藤

　　武靴藤又稱匙羹藤，其降低血糖和緩解第二型糖尿病的效果得到很多研究證實，許多第二型糖尿病患者在服用這種藥草並改善飲食後都能夠停止服藥。

　　武靴藤的其中一種作用是減少對含糖食物的渴望——儘管目前的臨床結果不一；此外，它或許還有抑制小腸對糖吸收的效果。服用方式是在一天的主餐服用標準化為二十五％劑的五百毫克萃取物酸劑。

　　空腹或懷孕時請勿服用。

　　此外，有許多料理用的草本香料也有助於控制血糖，諸如馬鬱蘭、

牛至、鼠尾草、迷迭香和丁香，當然，我最喜歡前述的肉桂 P130。只需將這些藥草添加到食物中，你就會對烹飪風味產生極大的愉悅感，同時又能獲得其藥用價值。

降血糖的藥草和香料彙整

肉桂	每日1茶匙，可添加在食物、咖啡或果昔中。
脂質體蘇糖酸鎂	每日劑量2000毫克，許多廠牌有推出，不過需要服用3、4顆膠囊才會達到劑量。
苦瓜	每天500～1500毫克，具體劑量取決於所需的降血糖程度。由於這種藥草非常苦，因此可能比較適合以膠囊的型式使用。若患有糖尿病和高血壓，在服用這種草藥時，請務必監測血糖和血壓。
武靴藤	在享用一天中最豐盛的一餐前服用500毫克的萃取物。這可減少對甜食的渴望，或許還能抑制小腸對糖的吸收。空腹或懷孕時不要服用。
料理香草：馬鬱蘭、牛至、鼠尾草、迷迭香、肉桂和丁香	將這些香草加到飲食中。隨意使用。

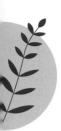

Chapter 11
其他治療憂鬱症的方式
草藥和抗憂鬱藥之外的好選擇

在本章，我想探討其他常見且有效的憂鬱症治療方法。首先，讓我們暫時離開生理領域，進入心靈領域，來談談心理治療。

心理治療

　　心理治療通常是治療憂鬱症（和焦慮症）的基礎，這類治療重點處理的重大問題是**根深蒂固的憤怒、失望**和**對自己情緒的恐懼**。我遇過一個重度憂鬱症的年輕人，他每天都靠吸食大麻來避免感受到他埋藏在內心深處的絕望感。我可以看到他的絕望，他也承認這一點，當我告訴他若是要治療憂鬱症，他必須克服這種絕望時，他拒絕了，他想用其他方式來解決他的憂鬱情緒。然而，並沒有其他辦法的，那些被埋藏的感情（無論是什麼）就是造成他憂鬱的源頭。若無法在安全的環境中探索這

些，並幫助他表達並解決這些絕望感，它們就會一直折磨他——大麻、藥物和自然療法都沒有用。

可惜的是，他並不同意我的看法，當然也沒有尋求治療。自從第一次面談後，我就沒有與他聯繫，但我仍然擔心他的健康。

這樣的案例讓我感到難過。要一個人面對自己的感受是很可怕的，尤其是當這些感受很強烈的時候。有些人對自己的感受比其他人來得敏感，要去探索這些強烈情緒對他們來說太過沉重，以至於難以承受，在我看來，上面那位年輕人就是這種情況，我也懷疑這就是藥物在他身上不起作用的一項原因，藥物不能治癒一個人生命中根深蒂固的痛苦，藥草或補品也不能。

不過，若是能好好加以治療，可以大幅改善這樣的痛苦，而藥物、藥草和補品能減緩這些感覺的某些強度，讓人能在治療過程中撐過去。就這點看來，心理治療和藥物，不論是在藥物層面，還是營養層面，都可以很好地協調，一同運作。

認知行為療法和眼動脫敏以及再處理

目前來說，以認知行為療法（Cognitive behavioral therapy，簡稱CBT）來治療憂鬱症的相關研究做得最為深入。大多數研究顯示，認知行為療法搭配藥物一起使用時比單獨使用任一種更有效。研究還顯示，

即使在停藥後，也可透過增加心理治療來保持所取得的成果，這一點是不能僅靠藥物治療來達成的。

認知行為療法的基礎觀點是，**人的想法會決定其感受**，因此重新架構對事物的看法，就可以改變對自己和對生活狀況的感受。認知行為療法著重在我們自身產生的消極想法（automatic negative thoughts，亞曼醫師將其簡稱為ANTs），並且教導人去重新構建這些想法，從而改變他們的感受。《新牛津心理學教科書》列出了下面這些ANT的例子：

· 非黑即白（也稱為「全有或全無」）：在解讀事情時總是非此即彼。例子：「如果我不拿到第一名，我就是個徹底的失敗者。」

· 預期糟糕的未來（也稱為「災難化」）：這是指對未來的預測總是負面的，忽略其他的可能性，或是更有可能的結果。例子：「我會說錯話，然後她再也不肯跟我說話了。」

· 貶低正面價值：正面的品質、結果或行動都不算數。例子：「我贏了比賽，但這只是初學者的運氣。我其實沒跑得那麼快。」

· 感情用事：認為某事一定是真的，因為你對此有非常強烈的「感覺」（甚至到了「堅信」的地步）──儘管明明有相反的證據。例子：「當然，我的考試成績很好，但我仍然覺得自己像個白痴。」

· 貼標籤：給自己或他人貼上固定的標籤，不考慮任何可能導向更有利結論的證據。例如：「我是個失敗者。我永遠都不夠好。」

· 誇大與貶低（過於偏激、極端）：在判斷自己、他人或一種情況時，僅

專注在負面，或是全然忽略正面。例子：「竟然會犯這種錯，我真的很沒用。獲得升遷也不代表這是我應得的。」

- 選擇性擷取（也稱為「心理過濾」）：是指過度關注在一個負面細節上，而看不到全面性的整體，比方說「化學只考了個C，我一定是個爛學生」（儘管其他科都拿到A）。

- 讀心：認為自己知道別人是怎麼想的，而且總認為他們想的是最糟的情況。例子：「老闆把這個任務交辦給我，是因為他認為我無法擔負更具挑戰性的工作。」

- 過度概化：做出遠超出當前情況的否定結論。例子：「當他讓我措手不及難以反應時，我變得結結巴巴，這證明我永遠無法成為一個好的公眾演說家。」

- 個人化：相信自身就是造成其他人表現不好的原因。例子：「老闆沒跟我說早安，這是因為他討厭我。」

- 強制性（也稱為「應該」和「必須」陳述）：對自己或他人應該要如何表現有一固定想法，並且誇大了沒有達到這些期望時會有多糟糕。例子：「我應該要早點交報告的，這下一定會被開除。」

- 隧道視野（認知窄化）：永遠只看情況中不好的面向。例子：「不敢相信，我們想去的那間餐廳關門了。雖然我們有預訂到在對街新開的餐廳，但我們美好的用餐計畫失敗了。」

　　如果花一整天觀察自己，你可能會發現自己對自己說了很多類似的

話。這當中最耐人尋味的是，<mark>這些負面想法竟然經常出現在我們腦中，而且我們因為生活中的簡單事件而批評自己的頻率相當高。</mark>

我經常會跟患者推薦認知行為療法以及到目前為止所討論的所有生活型態干預措施。據我所知，關於認知行為療法的研究一直與藥物有關，假若能進行認知行為療法搭配藥物、本書提及的藥草以及生活型態建議的評估，這將會是個有趣的研究計畫。我相信有可能會得到一個更好、更持久的結果。

我還會推薦另一種療法：眼動減敏與歷程更新療法（eye movement desensitization and reprocessing，簡稱EMDR）。眼動減敏與歷程更新療法是專門針對受到創傷者所研發出來的，用於治療創傷後壓力症候群。當一人經歷創傷事件後，大腦會認定這事件是個創傷，這個人對此事件會有情緒反應產生，而大腦會在兩者間建立連結。眼動減敏與歷程更新療法治療師的工作是讓患者重新經驗這項創傷，及其一切的情緒和相關的氣味、味覺、聲音等動覺（kinesthetic sensations），然後治療師透過動眼或發聲來打破大腦在這之間所做的連結。這種治療方式在創傷後壓力症候群的處理上已證明是有效的。

物理治療法

除了前述療法之外，也有為數不少的物理治療法：

神經回饋

　　所謂的神經回饋，是指一系列的生物回饋，也稱為腦波生物回饋（electroencephalograph biofeedback，簡稱EEG biofeedback）。給予患者一個電腦化的腦電波，以繪製出其大腦電波圖，然後透過視覺系統來刺激大腦以平衡放電，這樣可以平息那些過度活躍的腦電波，並刺激那些不夠活躍的。神經回饋有助於治療注意力缺失、重度憂鬱症、廣泛性焦慮症和腦損傷。在臨床上，我常看到腦震盪引起的腦傷，引起腦震盪的原因很多，有可能是在學校踢足球時弄傷的，有可能是意外事件，但無論是什麼原因，腦震盪都會在大腦內留下持久的印記。由於大腦的處理速度通常會因為腦部受傷而降低，而神經回饋能改善這種情況，所以神經回饋是修復大腦的必要嘗試，但通常還會搭配其他療法（如高壓氧治療和營養補充等）。

安思定

　　安思定（alpha stim）是一款由美國食品藥物管理局批准的醫療器材，可以夾在耳垂上，其適應症有焦慮、憂鬱、失眠和慢性疼痛。一些患者只需佩戴二十分鐘就會產生療效，而且這可以居家使用，不需要去到任何院所，或是看治療師，或是付出任何額外的費用。

互動節拍器／小腦增強

　　互動節拍器是根據實證開發出來的電腦程式，旨在提高兒童和成人

的注意力、專注力、情緒調節、認知和協調能力。它對於有學習障礙的兒童、患有早期癡呆症、強迫症的成年人以及所有年齡層的注意力缺失患者都有幫助。這項技術經過許多深入的研究，我經常推薦患者採用。在互動節拍器網站上有列出許多研究論文和文獻，假使想知道更多資訊，我推薦他們的網站www.interactivemetronome.com。研究參考書目可在下列網頁找到：www.interactivemetronome.com/images/pdfs/IM-RESEARCH-BIBLIOGRAPHY.pdf。

（高壓氧治療）

對於腦震盪和外傷性腦損傷等頭部外傷，我的第一個建議治療方式是高壓氧療程。

丹尼爾・亞曼醫師有和美國國家橄欖球聯盟合作，因此累積了不少針對足球員受傷後使用高壓氧治療的研究。現在，在足球比賽時，有時會看到場邊擺有高壓氧艙，這都要歸功於亞曼醫師。以高壓氧療法治療腦損傷的研究並不多，但有許多從業者採用，而且成效還不錯。

腦損傷治療實例

在臨床上，我發現一些難治性憂鬱症病例與腦外傷和損傷有關。以這位名叫愛德華的男士為例，他來到診所，抱怨自己有憂鬱、難以思考

的狀況，好像自己得了癡呆症一樣，另外就是難以集中注意力，而且治療後也沒有起色。下圖顯示他的腦部掃描。

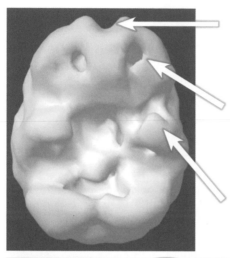

額葉功能下降，與決策困難有關。

前額葉功能顯著減少，這與難以集中焦點和注意力有關。

顳葉尺寸顯著減小，與記憶缺陷相關。

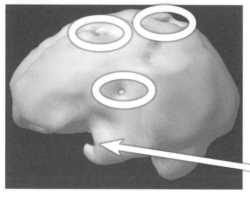

頂葉變得不規則，側面出現小洞，頂部也出現兩個洞。頂葉有助於導航和注意力。

此處的顳葉很小。

圖11.1　這是一位名叫愛德華的男士，他五年前罹患憂鬱症，但治療後毫無起色。他的腦部掃描顯示出我們在亞曼診所常見到的腦部受傷的跡象。（圖片使用獲得同意。）

腦在損傷後可能會失去對藥物治療產生生物化學反應的儲備應變能力。要拍攝這張腦部掃描，會在血液中注入一種示蹤劑，示蹤劑會附在紅血球上，跟著紅血球流向所經過的所有地方，當一處的腦葉功能下降，那裡吸收到的示蹤劑就比較少，在掃描圖像上就會顯示出缺陷或孔洞。一個腦部區域的示蹤劑若是出現減少的情況，就代表該區的腦葉功能下降，並顯示出缺陷或孔洞。愛德華的大腦沒有足夠的儲備來應對適當的治療，因此不斷受病痛折磨。

　　下面是我為愛德華提出的治療建議清單。

針對腦損傷部分

□每天服用EPA和DHA這兩種 ω-3脂肪酸，總量三千毫克。

□高壓氧治療，最少四十次，ATA（絕對大氣壓）設定在一・三至
　二・〇之間。

□每週進行兩次神經回饋，共二十次。

□服用亞曼醫師研發的「大腦和記憶力加強錠（BrainMD）」——當中
　包含絕佳的營養補充成分。

針對大腦修復部分

□邁爾氏雞尾酒療法（Myer's Cocktail），這是一種含有鎂和維生素B的
　靜脈注射，能夠提供營養，支持他的皮質醇壓力系統，因為我懷疑他
　的精神已消耗殆盡，患有前面描述的陰霾型憂鬱症。

藥草建議

☐ 每天服用六百毫克的假馬齒莧，這有加強大腦功能和減少腦霧的功效。這是針對大腦和記憶力增強的營養素補充品。

☐ 猴頭菇是一種極好的蘑菇萃取物，可以支持在愛德華身上耗盡的深層能量和免疫系統。

藥物

☐ 一開始我先開立二十五毫克的去甲文拉法辛（desvenlafaxine，一種血清素／去甲腎上腺素再回收抑制劑類藥物）給愛德華服用。這是一個較低的劑量，但我總是從低劑量開始，慢慢調整，避免副作用。

憂鬱症的營養支持

☐ S-腺苷甲硫酸（SAMe），從每天四百毫克開始。我推薦以此來改善情緒，協助對大腦的刺激。

難以聚焦的病訴處理

☐ 我推薦使用互動式節拍器。

睡眠改善

☐ 針對他難以入睡的問題，我建議他服用五百毫克的左旋色胺酸（L-tryptophan）一週，若有需要，可增至一千五百毫克。

飲食建議

□我推薦他採取以高纖蔬菜為主的原始人飲食法（無穀物、低碳水化合物、無乳製品）。生酮飲食是目前研究最多的一種修復大腦的方法，但這與他的日常飲食習慣差異太大，不易實行。

身體鍛鍊

□我建議他嘗試二十分鐘的有氧運動，每週三次。

舒壓

□我推薦他進行正念冥想，以及心靈數學（Heart Math）發展的「內在平衡（Inner Balance）」這套生物回饋應用程式。

　　愛德華的個案是一個很好的例子，說明如何使用我們所能動用的所有方法和技術來治療。若是愛德華能夠做到以上建議，我非常確信他會有大幅改善。他可能一開始就立即有感，覺得自己好了一些，不過仍需持續三個月好讓大腦開始痊癒，並確保服用的所有營養補充劑和藥草完全發揮作用。

治療焦慮的藥草

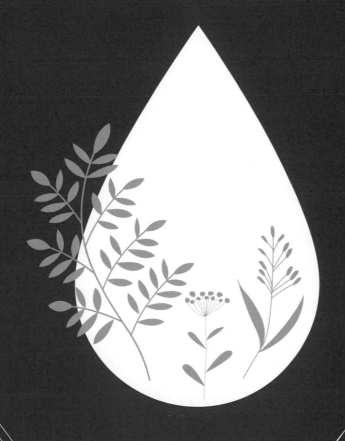

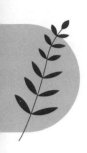

Chapter 12

焦慮症及其治療

過猶不及的焦慮感

每個人都會經歷到焦慮，這是正常人都會有的情緒。常見的焦慮情況發生在考試前、約會前、求職面試前、對金錢的擔心、對社交互動的恐懼，但我們到底在經歷什麼？為什麼我們會感到焦慮？

攸關生存的焦慮感

我們需要適當的焦慮感

焦慮感對我們來說很重要，因為這可以幫我們辨識威脅或危險。上述所有這些情況都是在擔心未來和無法控制的事情，我們經常會對無法確知結果的事情感到恐懼、擔憂和焦慮。

焦慮是由大腦中的杏仁核所處理的。比方說如果你出門散步，聽到

身後有腳步聲，你的大腦會特別把它挑出來，而你得決定這個腳步聲是否危險，是有陌生人在跟蹤你嗎？是你的配偶嗎？或者可能是你的孩子？杏仁核會將所有這些可能的情況記錄下來，用以識別危險；**我們需要有焦慮感**。這些腳步聲可能是無害的，但杏仁核可以幫助我們確定自身安全是否受到危害。

杏仁核在焦慮感中扮演的角色

杏仁核是顳葉中一個杏仁狀的器官，靠近海馬迴（記憶中心），它與大腦的其他部分有許多聯繫。杏仁核會與下視丘（內分泌系統）、丘腦（情緒中心）、海馬迴（記憶中心）、腦幹（用於運動）、前額葉皮質（與聚焦和注意力相關）、前扣帶皮質（與強迫症相關）產生交互作用。這些連結的一項重點是它們有來有往的互動，也就是說這些都是條雙向的通道。

這些連結非常重要，它意味著**杏仁核在整個大腦中都有聯繫**，具有廣泛的影響力。

以上述例子來說，若是杏仁核將腳步聲解釋為危險，馬上就會透過下視丘開啟你的內分泌系統，皮質醇與交感神經系統也隨之啟動，讓人做好戰鬥或逃跑的準備。丘腦會觸發強烈的情緒，這時可能無法清晰地思考；海馬迴會被觸發，因此你可能記得或忘記真正發生的事。這個過程對我們的生存至關重要，這是一個正常的過程，但它可能也會成為一

個慢性過程，當它變成慢性時，就會造成類似在第五章〈調節皮質醇改善憂鬱〉中所描述的壓力反應。

當急性焦慮變成慢性焦慮

焦慮感，就像壓力一樣，當它是急性且短暫時，這只是對生活經歷的正常反應；然而，就像壓力一樣，當它變成慢性的長期狀態，而且與情緒基礎脫鉤時，它就會變成一種疾病。焦慮症——尤其是恐慌症，常常來得「很突然」，我們很難察覺其原因和情緒觸發點，而這種脫節是焦慮症更可怕的一個面向。

焦慮感會讓人很悲慘，每個人都討厭這種感覺。憂鬱症和焦慮症經常同時出現，有時大腦會關閉起來，變得沮喪，就只是因為焦慮所帶來的感覺很糟。

焦慮有兩種成分：擔心和恐懼。焦慮的人會同時感到擔憂和恐懼，但通常其中一種會比較明顯，有時我也會遇到有人表示這兩種感覺不相上下，但無論是怎樣的狀態，它們幾乎總是如影隨形。

《診斷統計手冊五版》中定義了五種焦慮症；所有這些都結合了恐懼和擔憂。分別是：

1.廣泛性焦慮症。
2.恐慌症。

3.社交焦慮症。

4.創傷後壓力症候群。

5.強迫症。

　　焦慮症是最普遍的精神健康疾患，在女性中更為常見。焦慮症通常發生於前青春期和青少年時期，平均發病年齡是十一歲。許多人終生都為此困擾，但卻沒有尋求專業協助，有可能是因為他們害怕離開家，害怕被他人批判，而且根據我的經驗，他們也常常對治療感到害怕。此外，我自己的臨床經驗是，他們對藥物的副作用也非常敏感，我懷疑他們有排毒方面的困難。

焦慮感的觸發因子

　　在心理學中，已確定出一些大家熟知、會引發焦慮感的誘因。這些觸發因素有：

・失去關係：可能是實際的，或感知的。

・失去控制。

・無法安全地表達憤怒。

　　失去關係可能來自於預期你的另一半將會離開你的感覺（感知上的

失去），或是你的另一半真的收拾行李搬走了（實際的失去）。對於大多數人來說，失去掌控是一種常見的日常體驗，我們無法掌控股市、天氣、他人的行為、發生的事情或將要發生的事情。我們對於自己是否能找到工作、加薪或其他任何的期待都無法掌控，這當中最難以控制的就是他人的行為，而在面對孩子和配偶時尤其困難，因為我們愛他們，希望他們得到最好的。例如，我們無法控制孩子或配偶的吸毒行為，這可能會讓人產生非常焦慮的情緒。

壓抑的憤怒也可能導致焦慮；有時，你的憤怒可能無法安全地表達出來，好比說老闆一再辱罵你，讓你很生氣，但若你回嘴，很可能會被解僱……

如果上述這些生活經歷是以慢性的潛在壓力型式出現，最後你可能會爆發難以忍受的焦慮或恐慌症。

引發焦慮的生理機制

如上所述，焦慮感是透過HPA軸所媒介傳導的。杏仁核感知到壓力源時，會觸發交感神經系統釋放正腎上腺素，並讓HPA軸釋放皮質醇。交感神經系統是一套神經傳導物質系統，用來決定在面對壓力源時是要「戰或逃」。交感神經系統中的神經傳導物質有正腎上腺素及多巴胺前驅物，這套系統能提供能量、加強警覺性，並將血糖調動到肌肉中，好

讓人可以快速地使用。正腎上腺素這種神經傳導物質會讓人感到焦躁不安；它會提高我們的血壓。為了因應正腎上腺素的提升，HPA軸會釋放皮質釋放激素，讓腎上腺得以釋放皮質醇，我們有這樣一套荷爾蒙系統來支持壓力源的應對和管理。

　　大腦喜歡平衡，所以它還會製造一種讓一切平靜下來的神經傳導物質，這種神經傳導物質是伽馬胺基丁酸（gammaaminobutyric acid，簡稱GABA），主成分是谷胺酸這種胺基酸，存在於許多中間神經元——也就是將兩個神經元連結在一起的神經元。GABA在大腦中有抑制作用，能夠讓我們平靜下來，和緩呼吸，降低血糖，減慢心率。GABA對焦慮感有深遠的影響，而且正是從GABA作用的相關研究中，我們才得以認識焦慮。

　　當焦慮發生的時候，從杏仁核到大腦其他區域的一些神經傳導路徑會變得活躍起來，這些通路跟在重度憂鬱症中活躍的神經路徑是一樣的。這些路徑都會受到血清素的影響，因此，血清素增強劑——如抗憂鬱藥物——也能改善焦慮。我認為，這種重疊也解釋了焦慮和憂鬱之間的密切關係。

　　上述關於焦慮症的生理學介紹是從我完成精神科住院醫師實習以來就有的認識，不過，新的研究一直在擴大我們對於焦慮感的理解，並且帶來開發新療法的機會。目前科學界正在檢視對於鴉片類藥物和腺苷這兩者的受體在改善焦慮經驗上的效應，這兩種受體都會受到一些藥草的影響，長久以來都有用這些藥草來處理焦慮的傳統。

焦慮症的草藥選擇

在本質上，藥草本身是複合物，具有複雜的作用，這意味著它會與多個受體結合。在回顧最常用於緩解焦慮的藥草時，會發現這些藥草具有不止一種的作用，**在草藥醫學中沒有專藥專方這件事**，不會有針對特定焦慮症的特定藥草，在我看來，這便是它與傳統精神病學最大的分野：**它們的治療標的不同。**

在精神藥理學中，目標是神經傳導物質的受體部位，對於皮質醇連結或調節皮質醇反應的嘗試並沒有什麼興趣，但在草藥醫學中，重點則放在皮質醇反應以及對神經傳導物質功能的影響上，而不是直接針對特定的受體。關於直接影響皮質醇功能的具體療法，請參見第五章〈調節皮質醇改善憂鬱〉。

這裡說明一下關於本書的草藥選擇與呈現的方式，我將其分為兩組：促智藥組（過去稱為神經鎮定劑）和適應原組。

在草藥學中認為促智藥可以支持和滋養神經。西方主流醫學中並沒有促智藥這樣的概念，但在草藥醫學中很常見，而且廣泛用於治療焦慮症。我也會嘗試描述個別藥草作用的細微差別，這些正是草藥師在選藥時的依據。

至於適應原這組，則是以一般認為無毒的草本植物為主，相信這些會提供給身體壓力管理的一般性支持。這些多半是**兩性藥草**——也就是說它們同時具有刺激和鎮靜作用，這樣的特性使它們在治療焦慮和與

HPA軸相關的疾病方面上非常有用，草藥師經常會同時推薦適應原和促智藥。

減少焦慮的藥草：促智藥或神經補品

> **重要提示**：請記住，焦慮症與憂鬱症一樣，都需要由專業人士進行全面評估。不可以用這些藥草來替代專業指導和治療。

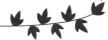

假馬齒莧

在阿育吠陀醫學中，也將假馬齒莧稱為水牛膝草或婆羅米，這種藥草有苦味，因此我建議服用膠囊，在認知的改善上很有用。就我個人的臨床經驗來看，儘管傳統上建議以此來減緩焦慮，但它對於提高認知和改善注意力的效果比減緩焦慮症有效，可用在嚴重的精神病患者身上，也可以讓所有想要提高認知能力的人服用。劑量為每天一兩次，每次三百五十毫克。洛‧道格博士建議將假馬齒莧與雷公根（或譯積雪草）一起使用，治療兒童的焦慮症。

藍花馬鞭草

托馬斯‧伊斯利和史蒂文‧霍恩（Steven Horne）在他們的《現代草藥典》一書中這樣描述藍花馬鞭草：「（用於）內服以放鬆神經、減

緩焦慮。對於因長期壓力、狂熱或偏執的性格而導致的神經疲憊，以及因肩頸痠痛而覺得自己很緊繃的人來說，這非常有幫助。對於在月經前感到憤怒和緊張的女性以及一般的憤怒都有幫助。」

每天喝一到三杯的藍花馬鞭草茶可以減輕焦慮。我強烈建議將它與其他美味的藥草混合，因為單獨服用會很苦。這也有無酒精萃取物或酒精酊劑的產品，每天服用一個滴管的劑量，最多四次；我個人最喜歡的無酒精萃取物是夏威夷製藥 P262 推出的。切勿服用過量的藍花馬鞭草，可能會引起噁心和嘔吐。

加州罌粟

又稱花菱草，與其近親罌粟不同，這種植物沒有鴉片的成分，它用於放鬆、鎮靜和緩解疼痛；可做為茶品飲用，味道溫和，或使用酊劑，效果更強。酊劑含有酒精，因此請注意酒精攝取量，若需要改善失眠，每天服用三次，每次一滴，睡前服用兩滴。也有無酒精萃取物的品項，部落祕方 P263 有推出結合加州罌粟和纈草根的無酒精萃取物。兒童服用加州罌粟也是安全的，尤其是那些因焦慮而睡不好的孩子。

服用這種藥草在尿液檢查中會有鴉片藥物陽性的反應——若是您的工作需要接受藥物測試，請切記這一點。

貓薄荷

貓薄荷不僅適合給貓用，對人類來說也是種溫和的放鬆劑和鎮定

劑，這種草本植物對年幼的孩子甚至是嬰兒都有幫助。將其泡成茶來飲用；**切勿煮沸花草茶，要採用浸泡的方式**。與茴香結合使用時，對安撫煩躁的嬰兒和兒童非常有效。每天服用兩三次，每次一杯茶。

在伊斯利和霍恩的書中提到，貓薄荷對於壓力引起的腸躁症候群很有效；用新鮮葉子製成的酊劑是種極好的結腸抗痙攣劑。伊斯利和霍恩更推薦以九十％甘油（標準為七十％）和新鮮葉子製成的產品，每天服用一至二茶匙，最多三次。在網路上可購買製成花草茶的產品、也有甘油型式的選項。

洋甘菊

洋甘菊（德國洋甘菊和羅馬洋甘菊皆可）是一種溫和的鎮靜劑，對消化問題特別有幫助，它十分安全，連嬰兒都可使用，在他們長牙和胃腸絞痛時可以加在奶瓶裡餵食。與茴香、香菜和檸檬香蜂草一起搭配可治療絞痛，這樣效果特別好；還可以添加貓薄荷 P154。將所有成分混合起來，當成茶來浸泡，一杯熱水加入上述各個成分半茶匙，然後浸泡十分鐘。

若要讓嬰兒喝，可視嬰兒的年齡和需要來調整，每天以小劑量給藥數次，一次約一至三茶匙。

洋甘菊茶也可以製成冷泡茶，將洋甘菊放入一杯室溫的水中，浸泡十五至二十分鐘；也可以放入製冰盤中冷凍，將洋甘菊冰塊包在毛巾裡，給正在長牙的寶寶吃。取得來源相當廣泛，在實體店面和網路上都可找到。若是對豚草過敏，請勿使用。

遠志

　　在漢方中，長久以來以此治療焦慮和恐懼，一般認為它比許多其他抗焦慮的草藥強效，而且似乎有助於提高認知能力。服用大劑量可能會引起噁心和嘔吐；有胃炎、潰瘍或懷孕時不可服用。大衛・溫斯頓將它納入他的焦慮配方。有藥錠和酊劑的型式。切記千萬不可將它與用於處理肺部、喉嚨、鼻子和胸部發炎的塞內加蛇根（Senega snakeroot）混淆。請按照產品瓶身的說明服用。

　　下面列出一些你可能想要嘗試的配方。

大衛・溫斯頓的焦慮配方

2份假馬齒莧

2份益母草

2份新鮮製作的乳狀燕麥籽

1份藍花馬鞭草

1份遠志

　　若是有大腦不斷運作，在晚上也無法停止的情形，則添加兩份西番蓮。若是肌肉緊張，或是憤怒暴躁、亂發脾氣，請添加一份的北美黃

芩。最好選用甘油酯（無酒精酊劑／萃取物）的組合，可單獨購買甘油酯，然後將兩者混合。一份只是比例，就是你想要配製的量，例如若是想要以一茶匙為單位，那麼就使用兩茶匙的馬齒莧、益母草、燕麥以及一茶匙的藍花馬鞭草和一茶匙的遠志。

（配方取自托馬斯·伊斯利的《現代草藥典》，一五二頁。）

夏侯爾·瑪莉·提爾納的靜心茶

橙皮25～40%

洋甘菊25～35%

薰衣草15～25%

燕麥15～25%

將除了燕麥以外的所有成分混合在一起，燕麥則先浸泡二十分鐘再加入其餘成分，浸泡十至二十秒。這是一種具有芳香氣味的茶飲。

急性焦慮時的劑量：每杯兩茶匙，每天喝四次。

恢復期間的劑量：每杯一茶匙，每天兩三次。懷孕期間禁用。

（配方取自夏侯爾·瑪莉·提爾納醫師所著的《地心草藥醫學》，三一九頁。）

夏侯爾・瑪莉・提爾納醫師的
纈草複方

纈草 20～35%

北美黃芩20～35%

卡瓦醉椒15～25%

西番蓮15～25%

燕麥10～15%

（配方取自夏侯爾・瑪莉・提爾納醫師所著的《地心藥草醫學》，三二〇頁。）

啤酒花

是的，我指的就是你在啤酒成分表中所看到的啤酒花（又稱蛇麻子）。在草藥醫學中，啤酒花以其鎮靜作用而知名，我傾向使用以甘油萃取的，但酒精酊劑可能更有效。

要注意的是，啤酒花只有乾燥過的藥草——而不是新鮮的——才有鎮靜效用。通常會與纈草和檸檬香蜂草等其他藥草混合使用來助眠，在白天時也可用來減少焦慮。

伊斯利和霍恩對啤酒花的描述是：「最適合給那些通常有超重問題，脾氣火爆、容易臉紅脖子粗，並伴隨有消化不良和失眠的體質濕熱者服用。」若是想要緩解焦慮，每天最多可以用滴管取服三次，在睡前服用兩個滴管的量，則可用以改善睡眠。我個人喜歡夏威夷製藥 P262 推出的無酒精萃取物。

穗甘松

這是一種生長在喜馬拉雅山脈高處的草本植物，阿育吠陀醫學用穗甘松來治療那些主要症狀為壓力和情緒障礙的病患。它有各種型式產品，可找到藥丸、酊劑或萃取物以及粉末來服用，請按照產品瓶身上的說明服用。

卡瓦醉椒

在太平洋島嶼上，當地人有咀嚼卡瓦醉椒新鮮的根莖和根的習慣，也會將其製作成飲料。

卡瓦醉椒最初是當做排尿解痙劑而引入北美地區的，目前則有製作成茶包商品販售，當做是溫和的鎮靜劑，每天喝兩、三杯有助於放鬆身心，但要避免大劑量攝取，因為這可能會導致中毒。卡瓦醉椒一開始有有刺激神經系統的作用，但之後則會抑制神經系統；可能會導致某些人的肝臟酵素改變，因此如果預計要長時間使用，請定期檢查肝酶。避免在懷孕和哺乳期服用。

瑜伽茶 P263 有推出可以在藥局購買的茶飲。此外，也有推出補充劑（藥丸）和萃取物等型式。

薰衣草

薰衣草是一種廣泛用於鎮靜和放鬆的植物。在法國，可以看到一片片野生薰衣草的田野，由於法國盛產薰衣草，所以他們將其拿來做各種應用，甚至還有薰衣草冰淇淋。

由於具有令人愉悅的氣味，因此也被用在芳香療法和香水配方中。薰衣草精油是相當普遍的一種精油，有許多證據支持滴薰衣草精油在枕頭上可以改善睡眠。也有鼻吸入器的產品，這種方法非常有效，因為精油是直接進入大腦；可在網路上購買。它還用於緩解緊張引起的頭痛和放鬆肌肉。通常會將精油加到浴缸中。

切記薰衣草精油不可內服，很快就會產生中毒反應，但薰衣草茶非常可口宜人，每次喝一杯，一天喝個兩到三次，通常市面上銷售的花草茶會混合有洋甘菊。傳統保健這個廠牌 P264 有製作出很好的薰衣草花草茶組合。

檸檬香蜂草

又名香蜂花、檸檬香草、檸檬香脂（Lemon balm）。這種藥草以其令人愉悅的檸檬味、香味和提神作用而聞名。

檸檬香蜂草是薄荷家族的一員，很容易在花園種植，剛從花園採摘

下來的葉子，會產生可口茶香，讓人心情愉悅。它又被稱為「開心藥草」，因為它會讓人喝了就感到很高興；新鮮的茶很可口，可根據需要飲用。檸檬香蜂草經常會與其他藥草一起搭配使用。檸檬香蜂草在兒童身上也是安全的。

椴樹

又名西洋菩提，在歐洲將其製成飲品來販售，就像美國人喝茶或咖啡一樣，使用的主要原因是它具有讓人放鬆和溫和鎮靜的作用，有助於減緩壓力和緊張造成的影響。椴樹花茶味道宜人，兒童飲用也十分安全，每天可喝一到三杯茶。

椴樹花也可用於沐浴放鬆。取一盎司（約三分之二杯，二十八公克）的香草放在粗棉布中，然後放入浴缸，或是將其泡成一杯濃茶（浸泡十至十五分鐘），然後倒入浴缸中。

我第一次將椴樹花加入浴缸的時候，還加入了二到三滴的薰衣草精油、二到三滴的羅馬洋甘菊精油、二到三滴的黑胡椒精油和一把瀉鹽（Epsom salts，主成分為硫酸鎂）。在浴缸裡，我以為什麼都沒有發生，但當我從浴缸裡出來時，我的協調感變得有點差，就像喝了一杯烈酒一樣，然後我睡了十二個小時；這樣的效果微妙但強大，我建議在沒有要事的前一天晚上嘗試這種泡澡。傳統保健 P264 有推出一款名為好睡夜（Nighty Night）的複方茶，當中含有此處列出的許多藥草，包括椴樹花在內。

厚朴和黃檗

在漢方中藥裡，已經使用厚朴和黃檗（或稱黃柏）這兩種植物的樹皮長達幾個世紀，目前以瑞羅拉（Relora）的商品名稱在市面上販售，它是厚朴樹皮和黃柏樹皮物的混合物，分別都經過標準化處理，萃取出厚朴酚（honokiol）和小檗鹼（或稱黃連素）。

這是我用於治療焦慮症的首選藥草組合，我認為這是一種安全而有效的療法，瑞羅拉可以幫助那些因焦慮而暴飲暴食的人。請按照產品瓶身的指示來服用。

益母草

這種植物的特點是葉子的大小會隨著從莖的底部到頂部而逐漸變小，而且還帶有刺，據說，其樹葉的變化代表了女人一生的變化以及她們需要用以明確標定界限的棘刺。益母草對於把家庭放在第一位、不顧自身的女性很有用，對需要養育子女的女性也很有用。

益母草的拉丁學名中有cardiaca一字，而cardi是英文中「心」的字根，因此會讓人聯想到這種植物可能會影響心臟，事實上，它的一項功效就是緩解焦慮和甲狀腺機能亢進所造成的心跳加快（tachycardia）。益母草是一種苦藥草，所以也有助於改善消化，由於它的苦味，大多數人比較喜歡服用膠囊或甘油酯的型式。若是當做茶飲，每次服用約五十至八十毫升，每天兩、三次。請按照產品瓶身說明來服用。

在懷孕期間切勿使用。

（西番蓮）

　　西番蓮是一種廣泛使用的常見草本植物，存在於商業製備的茶中，儘管它的名字中有花名，但其實要入藥的是植物的葉子；通常會將西番蓮與其他藥草混合，經常會看到它與檸檬香蜂草和薰衣草等混合在一起的配方。西番蓮經常被用來改善因擔心或噩夢而造成的睡眠困擾，對那些無法停止思考，胡思亂想的人也很有幫助；它可以平息因焦慮引起的心悸。與北美黃芩混合時，也可能有助於改善磨牙。不論是老人還是年輕人都可安心服用，亦可當做茶湯來享用，讓人一夜安眠。

　　每天最多可以喝三杯。

（茯苓）

　　茯苓是一種鮮為人知的藥用蕈類，但在中國非常普遍，佔所有漢方的十％。茯苓有許多商品名稱，我推薦用來處理焦慮和失眠的這一種稱為茯神（Fu shen）；在中醫裡，神指的是精神，而當心神不安的時候，可以用茯苓來安神。有趣的是，它也用來治療消化系統。茯苓是一種很特別的蕈類，不像大多數蕈類那樣會形成典型的菇柄和蕈傘，它的菌絲體會在地下形成一個類似於椰子的球體，因此它的另一個拉丁文學名中就有將椰子（coconut）納入：Poria cocos。

　　夏威夷製藥 P262 有推出無酒精的產品，晚上睡前服用一滴管，若是第二天起床有宿醉感，則可減少劑量。它的鎮靜效果很好，而且作用得相當快，若是隔天要操縱中重型機械或駕駛請勿服用。

北美黃芩

北美黃芩（跟中藥裡的黃芩功用不同）以**讓人放鬆**的特性而聞名，是一種極好的促智滋補藥草，可以放鬆緊張，白天可當做茶或酊劑服用，可能不需要加入額外的藥草就能幫助入睡。這種藥草的甘油酯對於神經兮兮且狂吠的狗也有幫助，牠們很喜歡它，會立即舔舐滴管上的殘留物。

市面上有推出茶飲、酊劑或無酒精萃取物，請按照瓶身上的說明服用。通常會將北美黃芩與其他藥草混合，用於放鬆，在許多商業製劑中可以找到此一成分，西番蓮就是常與其搭配使用的藥草。可以取每種茶一勺或一個茶包，放入一杯熱水中，浸泡後過濾，然後飲用。

聖約翰草

又稱貫葉連翹。聖約翰草是一種廣為人知且廣泛使用的藥草，有些讀者可能早就有耳聞其抗憂鬱效果，不過它還有一些鮮為人知的功效，能夠止痛（尤其是局部使用）和放鬆。

聖約翰草主要是以茶的型式服用，幾個世紀以來一直在民俗療法中流傳，主要用來放鬆和平靜系統，改善睡眠。目前已證明可以用來緩解輕度至中度憂鬱症患者的憂鬱情緒。局部處理神經疼痛和肌肉扭傷與拉傷的效果非常好。

使用聖約翰草的一項限制因素，是它會與其他藥物產生交互作用，聖約翰草會刺激許多能分解藥物的酵素，導致服用的藥物無效，**器官移植後所用的荷爾蒙和抗排斥藥物就是會其受影響的藥物，這時應該避免**

使用這種藥草。若是正在服用任何處方藥，請在服用聖約翰草前先諮詢醫療專業人員。市面上可以找到聖約翰草的花草茶或商業製備的膠囊。

纈草

纈草相當普遍，有些讀者可能知道這種藥草可以用來幫助睡眠，但在歷史上也曾用於治療胃部神經緊張；纈草被當做抗焦慮藥草，對那些因焦慮感而影響消化道的人特別有幫助。乾燥藥草聞起來像是髒的運動襪，味道非常不好，克里斯托弗・霍布斯（Christopher Hobbs）描述過其新鮮的根和精油的氣味，是「非常令人愉悅的甜美麝香氣味。」不過，他可能是唯一對此做評的人。若是當做補充品服用，每天服用三次，每次五百毫克，以緩解焦慮。

纈草通常會與市面上的其他促智藥草一起販售。部落祕方 P263 有推出一款混合加州罌粟和纈草根組合的無酒精萃取物。纈草氣味相當強烈，可以與啤酒花一起搭配，當做是補充劑或沐浴油。由於具有強烈的芳香性，所以我建議將這種藥草當做是其他方法的備案選項，除非你不介意這種氣味（有些人確實不介意，甚至很喜歡）。纈草可在一般藥局購買，請按照產品的瓶身說明服用。請注意，纈草在少數人身上會產生相反的作用，反而有刺激的效果。

毒萵苣

又稱刺毛萵苣、野生萵苣，這種鮮為人知的草本植物具有能夠讓人

鬆弛和鎮痛的特性。壽萬苣可用於緩解疼痛，並且能讓人身心放鬆，還有助於改善因焦慮和擔心或身體疼痛而造成的睡眠障礙。

茶湯偏苦，最好與其他藥草混合飲用。夏威夷製藥 P262 有推出甘油酯（無酒精萃取物）型式的產品，每天以滴管取用，每次兩到四管，可緩解焦慮。

野燕麥

這種草本植物會被用來滋補神經，專門針對憂鬱症引起的疲憊感，它也可能有助於戒除成癮問題。

酊劑需要由新鮮藥草的乳狀燕麥籽（在種籽完全成熟為燕麥粒前，其種籽莢會充滿白色、富含礦物質的液體）來製備。你可以每天泡茶喝幾次，以放鬆和改善睡眠。野燕麥對於焦慮導致過度活躍的受傷兒童非常有幫助，將其泡成茶，可讓孩童隨意飲用。此外也有推出無酒精萃取物的商品，可以添加在果汁中。在美國，大多數產品是以燕麥的型式來銷售，最常見的是乳白色的燕麥，這種乳白色種子的使用方法與上述相同。草本之家（Herb Pharm）P263 有推出無酒精酊劑。

懷孕期間不可服用。

藥水蘇

這是一種鮮為人知的藥草，但是我個人很喜歡，對於減輕因焦慮和過勞而引起的肌肉緊張非常有幫助，對頭部受傷或外傷後的頭痛也特別

有用。藥水蘇的茶湯會有一種香草味的回甘，喝來相當令人愉悅，我建議在茶中添加一點香草來調味；每天喝兩、三次，每次喝一杯。它也有酊劑或萃取物可購買。請按照產品的瓶身說明服用。

適應原

我是從提耶拉歐娜・洛・道格博士那裡學會如何使用適應原（該選擇哪些種類、要如何將適應原與人匹配）。她對這些藥草有獨到的見解與具體想法，而這些想法構成了我在臨床應用時的框架。我對各種適應原細微差別的認識都直接受教於她，我今日對它們的認識與應用也都要歸功於她。

關於適應原的應用研究和組合，主要是參考這本書的建議：《適應原：增強力量、耐力和緩解壓力的草藥》。適應原經常會被建議和促智藥一起搭配使用。

南非醉茄

阿育吠陀醫學會用這種藥草來支持HPA軸和甲狀腺，增加缺鐵者的鐵質，並用於放鬆和改善睡眠。

南非醉茄是適應原中最具鎮靜效果的，因此可用於處理焦慮症。在沒有開發出鐵劑之前，也用於處理缺鐵性貧血；在沒有甲狀腺補充劑之前，也用來支持甲狀腺。有證據顯示可用它治療某些癌症，目前在印度

有納入癌症治療的療程中，已證明這可以減小腫瘤大小、改善免疫功能；它還可用於增強男性和女性的性欲，包括精子數量和活力，因此被認為是一種壯陽藥。南非醉茄也用在改善睡眠和認知模糊等問題上。有趣的是，它還用於治療多種局部性疾病。

大衛·溫斯頓描述過使用南非醉茄、白芍和黑升麻根來處理頸部和背部的纖維肌痛、肌肉痙攣所造成的身體疼痛，以及骨關節炎引起的關節疼痛。鑑於慢性疼痛會讓人日益衰弱，這些補救措施可望會給身心帶來極大的緩解。這種藥草目前有酊劑、無酒精萃取物（然萃維 P262 和夏威夷製藥 P262 都有推出），以及泡茶用的原味藥草。

洛·道格博士喜歡以杏仁汁而不是水來製備這種藥草，在燉十五分鐘後，加入荳蔻和一些甜味劑；每天喝三次，每次半杯。就我個人而言，我覺得它的味道苦澀難聞，因此我比較喜歡將它與其他令人愉悅的香草混合後飲用。也可服用膠囊，每天兩次，每次服用四百至五百毫克。目前認為這是安全的，但血色素沉著症（會在體內累積鐵）或甲狀腺功能亢進症者不應服用。

刺五加

刺五加過去又稱為西伯利亞人參，能夠讓HPA軸恢復正常。刺五加對於那些大量攝取碳水化合物的人來說很好——尤其是因為焦慮而大吃大喝的人，此外對於那些睡不好、經常有黑眼圈的人來說也很好。俄羅斯的研究發現，同時服用刺五加和穿心蓮的人比較少請病假，研究還顯

示，用在接受化療和放療的癌症病人身上會降低其骨髓抑制（化療或放療會導致骨髓的造血功能受到抑制）。

刺五加最適合那些工作努力、縱情玩樂但卻睡不著的人，它有酊劑、無酒精萃取物、茶和補充劑等型式。我個人喜歡用杏仁奶、荳蔻和肉桂來泡製，燉上二十至三十分鐘，浸泡一小時，然後過濾掉殘渣，每天最多喝三杯。洛・道格博士認為沒有必要每天喝，但每週喝幾次會有幫助。這也適合長期使用。

聖羅勒

在阿育吠陀醫學中又稱為圖爾西（Tulsi），被視為rasayana（阿育吠陀醫學有八個組成部分，rasayana為與延緩老化有關的部分），意為能滋養身體、延年益壽的草藥。在印度，它受到高度推崇，當地人也認為這是一種神聖的藥草。在烹飪中會用做香料，而且已知有助於緩解腸胃不適，它還對心靈有鎮靜的作用，能夠提神醒腦。聖羅勒可用於治療焦慮症，因為它能減弱腦垂體中的皮質醇釋放激素，從而降低皮質醇濃度；特別對於任何原因（更年期、頭部受傷等）所引起的腦霧有幫助。

你可以將聖羅勒拿來泡茶，也可以當做香料，或是直接服用膠囊或酊劑／萃取物。通常也會將其與其他藥草結合使用。想要將聖羅勒泡成茶，可以取一茶匙放入二百四十毫升的沸水中浸泡五至十分鐘，每天喝一到三杯。若購買酊劑或萃取物，請按照瓶身說明服用。避免在懷孕期間和試圖懷孕時服用。

關於聖羅勒，我有一些個人經驗要說明：我對於聖羅勒的效力抱有很深的敬意。我曾經用這種藥草泡過茶，它對我的心靈產生非常深層的影響，伴隨有強烈的夢境和近乎幻覺的體驗，我甚至因此將我的茶葉送回公司進行純度分析，然而結果顯示它十分純淨；每次我單獨喝聖羅勒時都會出現同樣的經歷。因此，我建議將聖羅勒與其他藥草一起使用，而不是單獨使用。

人參

人參會減弱位於腎上腺的促腎上腺皮質激素的反應，最適合用在那些過度興奮、難以入睡，以及很早清醒的人身上。一般認為人參皂苷是人參中最活躍的成分，但其確切作用以及在整株植物中的位置仍有爭議。根據洛・道格博士的說法，人參的整株植物中，以根的功能最平衡，因此請選用品牌製造商的人參，他們會提供關於植物來源、收穫到銷售的資訊。

人參可用於處理下列問題：腎上腺衰竭（黑眼圈和過敏）、失眠、情緒困擾、憂鬱和記憶力差。也有人認為它可以提升一氧化氮的濃度，因此有些研究顯示它可以改善勃起功能障礙（人體肺動脈血管的內皮細胞會分泌一氧化氮，這會導致後續一些生化作用，產生化學物質讓血管擴張，進而改善勃起障礙）。最好只在早上服用人參。若是手腳冰冷、病情嚴重，請選擇亞洲人參，若處於壓力週期的抵抗階段，或是患有陰霾型的憂鬱症，請選用西洋參。兩種人參都可取其生根來製作茶、酊劑和膠囊。

將人參煎煮成湯劑，以小火燉煮著一至二茶匙磨碎的人參半小時，然後再浸泡一小時，每天喝一到兩杯；也可以每天服用兩次四百至五百毫克的人參，或兩粒膠囊。充滿使命感的A型人格，服用大量人參會更加焦慮。此外，服用亞洲人參時最好避免喝咖啡。

人參會與一種含有可邁丁錠（coumadin）的口服抗凝血劑產生交互作用，應避免同時服用。除此之外，人參可能會增加單胺氧化酶抑制劑（MAOI）這種抗憂鬱藥的強度，因此若有在服用這種藥物，請務必接受醫師的監測。

紅景天

長久以來紅景天一直用來支持體能、增加耐力和減少疲勞。已經有很多針對其效用的研究，在俄羅斯、斯堪地那維亞、西藏和德國有數十年的使用歷史。

紅景天生長在寒冷氣候區，所以也有北極根的稱號，過去被用於提高注意力和表現。

加州大學洛杉磯分校的一項公開研究顯示，在給藥十週後，可觀察到紅景天有減輕廣泛性焦慮症的功效。儘管該研究的樣本量很小，但是在聽說這項研究後，我接連遇到兩個病患告訴我紅景天減輕了他們的焦慮。過去大多數關於紅景天的研究都集中在注意力缺失、憂鬱症和疲勞的治療上。我個人覺得這種藥草有刺激性，還會讓體內變得乾燥，過量服用會引起口乾和便祕。由於它具有刺激性，因此不可用於雙極性情感

疾患（舊稱為躁鬱症），而由於它也有乾燥的屬性，若是眼睛乾澀、口乾（乾燥症候群）或皮膚非常乾燥，請小心使用。

目前有酊劑、萃取物、茶或膠囊等型式可選用。膠囊應當選擇標準化為三至五％的肉桂醇苷和一％的紅景天苷；每天服用二至四顆的膠囊。若購買的是酊劑或萃取物，請按照瓶身說明服用。如果選擇喝湯液，則可將切好的根燉煮十五分鐘，然後浸泡四十五分鐘，製成湯劑，每天喝一至兩杯。在第五章〈調節皮質醇改善憂鬱〉中，附有一張目前在市面上銷售的商品表 P094。有興趣者可翻回去參考。

適用於兒童的藥草

適用於兒童的藥草如下所列：

逍遙丸

逍遙丸（Hsiao yao wan）這是中藥中為人熟知的成藥，適用於暴躁、愛鬧和易怒的兒童；每天服用五到八片，持續數週。這配方中含有柴胡、冬葵、白芍、白朮、茯苓、胡椒薄荷、快炒過的薑（炮薑）、甘草根等八種藥材。懷孕期間避免服用。

紅花苜蓿

這種藥草具有解毒和鎮靜的額外好處。泡製方式是以每杯水用一茶

匙的比例來沖泡。每天兩次，每次半杯。

你會注意到所有這些藥草都建議全天服用多劑，根據我的臨床經驗，這是不切實際的。大多數人或許能在一天中服用一、兩劑，但中午那劑通常會忘記服用，有時連晚上的分量也會忘記，之所以建議頻繁服用，是因為藥草是短效的。要在忙碌的一天之中找出時間來泡茶或煎藥十分困難，我經常建議患者泡一杯茶，坐下來慢慢喝，當做是一種冥想，讓人從一天的忙碌中暫時解脫出來。

所有這些藥方的補充劑（藥丸）可能更有用，因為它們可以搭配服用，而且患者可以在晚上加倍劑量，就這樣比較容易達到推薦劑量。

用於焦慮症的精油

多數精油品牌都會推出用於減緩焦慮的複方精油，目前也發現有許多個別的精油對焦慮症有很好的療效。

使用精油主要是因其產生的香氣；做為焦慮症的一種療程，通常是透過吸入器將精油吸入，或是滴入精油擴散器中。有些精油可以直接（或與基底油一起）用於皮膚，有些則是滴在棉球上，放入枕套中，減少焦慮，達到助眠的效果。

在減輕焦慮的精油中，最為人熟知的是薰衣草。吸入薰衣草精油是

讓精油進入大腦最為直接的方式，目前已被發現這有立即的效果。感覺有需要的時候，便可用吸入的方式使用薰衣草精油。

我的朋友兼同事英加・威瑟學經歷豐富，具有許多證照和資格──初級專業學位、科學碩士、人文學碩士、美國國際亞太藝術學院（APAIA）、心理健康學程（MH）──目前擔任國際芳療師聯盟（Alliance of International Aromatherapists）的主席，也是精油專家和藥草大師。她會使用下列精油來減輕焦慮：薰衣草、佛手柑、天竺葵、依蘭、乳香、玫瑰、雪松、甜馬鬱蘭和茉莉。在恐慌發作時，茉莉和廣藿香可能會有所幫助。她是以複方調和的方式來使用這些精油，如此便能為個人客製化專屬的配方。

若是對精油的使用感興趣，我建議與專業人士預約，為自己量身定做一套專屬配方。

其他焦慮症療法

在此我想簡要介紹一下我所用的其他療法，以及那些我推薦給我的患者的方法。

阻力訓練

有許多文章描述過阻力訓練對焦慮症的好處，目前看來低重量的阻

力訓練似乎比高重量或高強度的鍛鍊更有益處。阻力訓練可以增強體力和肌肉大小，它需要一些設備——啞鈴或彈力帶是最常用的。

有個方法可用來確定鍛鍊時所需的重量：找出你一次就能舉起的重量上限，然後計算出其十五％至十七％的重量，鍛鍊時就使用這個重量。例如，如果你可以一次舉起一個三十磅（十三・六公斤）的啞鈴，那麼理想的重量選擇將是五磅（二・二七公斤）。

目前看似確實存在一個有效緩解焦慮所必需的抗力閾值，就算只進行一項阻力訓練也可以降低急性焦慮。

在焦慮症的管理上，知道這個緩解焦慮所必需的抗力閾值對於可能發生的急性焦慮發作，以及其背後的慢性焦慮症會很有幫助。

(認知行為療法)

諮商治療往往是焦慮症治療的基石。重新定義引發焦慮的想法和信念對於長期的治療成功至關重要，我在憂鬱症的治療中討論了這種療法 P134。

(安思定)

這是一項美國食物暨藥物管理局所批准的醫療設備，用於治療焦慮、憂鬱、失眠和慢性疼痛。這項設備是夾在耳垂上，它會刺激釋放使大腦放鬆的阿爾法波，是目前最方便的一種治療方式。更多資訊請參考：www.alpha-stim.com

這是一種利用電腦化的腦電圖（electroencephalogram，簡稱EEG）來繪製大腦電波的技術，並接著刺激你的視覺系統，如此便可以根據患者的需求來刺激或緩和腦電波（指治療師會把腦電圖呈現在螢幕上，「回饋」給你看，透過這樣過程，來引導你調控大腦的活動狀態）。這種治療需要每週去看診兩次，有些神經回饋系統可供居家使用，我自己是使用樓瑞塔遠距系統（Loretta in-office system）。欲查找你所在地區有無提供神經回饋療程的醫師，請見：www.bcia.org。

草藥師治療焦慮症的實例

凱莉是一位三十二歲的女性，她在十三歲時第一次想到要跳樓自殺，從此之後憂鬱症就成了她生活的一部分。她在高中時出現焦慮症，每當有人在她周圍，或是她參加體育賽事時，就會感到焦慮。當她的焦慮加劇時，她會感到心跳加速，她覺得有必要逃走，離開所在的房間，因為她覺得房間的牆壁正在朝她逼近，她有可能會因此而發生全面性的恐慌。然而，最讓她煩惱的問題是記憶力和注意力，這些問題會影響到她工作的能力。她還抱怨自己有睡眠障礙，在過去的一年間，她被正式診斷出睡眠呼吸中止，醫師還開立了一

臺持續正壓呼吸器（CPAP，此裝置透過導管將空氣輸送到面罩中，幫助你在睡覺時保持呼吸道開放）給她，但是她並沒有戴呼吸器的面罩睡覺，因為它戴起來很不舒服。

在聽取完整的病史後，我認為凱利的憂鬱症與荷爾蒙有關。她的憂鬱症始於青春期，她告訴我她經歷過一段不規則、沉重和痛苦的時期，這些時期很可能是無卵性月經（anovulatory，即月經期間並無排卵）。如果她之前來找我看診，我會用黃荊來調理她的月經，然而，當時的兒科醫師讓她服用了口服避孕藥，她的月經也正常了。等到她來找我看診時，她已不再服用口服避孕藥，而且她的月經依舊很規律，流量也很正常，但她仍在月經週期時感到情緒的波動，我懷疑是有一個荷爾蒙持續在作祟。

治療焦慮的藥草

我推薦給凱莉的藥草有：

針對憂鬱和焦慮症部分：聖約翰草（貫葉連翹）。這種藥草非常適合用來處理憂鬱情緒、減輕焦慮和睡眠障礙。她來找我看診的時候，沒有服用任何其他藥物，所以聖約翰草對她來說是安全的。我建議睡前服用九百毫克。

我還強烈建議她使用持續正壓呼吸器，並且重新去睡眠門診那邊看

診，請醫師給她開立一個較為舒適的面罩。在有睡眠呼吸中止症的情況下，要改善憂鬱情緒是很困難的。

此外，我們還討論了拉莫三嗪（lamotrigine）的使用，這是一種癲癇藥物，在精神病學中是開立來穩定情緒的，好讓患者的情緒穩定並改善憂鬱症，她選擇將此添加到她的治療方案中。與聖約翰草一起服用對她來說是安全的。

在荷爾蒙方面的支持

黃荊

這將增加她月經週期後半段的孕激素，應可減輕焦慮感。我建議她每天服用一粒四百毫克膠囊——然萃維 P262 綠蓋瓶。

黑升麻

黑升麻可改善憂鬱和平衡情緒。劑量是一粒五百四十毫克，每天兩次——然萃維 P262 綠蓋瓶。

適應原

人參，韓國紅參（高麗參）

紅色的人參是因為根部已經過蒸煮，白色才是收穫時的自然顏色。

由於她有失眠、情緒困擾、憂鬱和記憶力差等問題，選用人參是很完美的決定。這是一種刺激性的藥草，應該能幫助她集中注意力。

其他搭配的療法和生活調整

其餘的建議還包括認知行為療法、安思定神經回饋、高壓氧療程（因為她也有腦震盪）、互動節拍器（幫助她集中精神）、ω-3脂肪酸和多種維生素。她已經有健康的飲食習慣和良好的鍛鍊計畫，我鼓勵她繼續下去；她還有固定的冥想時段，每天都會進行。

我建議她停止吸食大麻的習慣，因為這會減少流向前額葉皮質的血流量，降低她的動力和注意力。我還建議她要遵循成癮性精神病學學會（Academy of Addiction Psychiatry）的飲酒量建議：每週頂多喝七杯，每天不超過兩杯。

我們還討論了在憂鬱症治療上其他更積極的可能選項，諸如穿顱磁刺激和第四型氯胺酮（即K他命）療程（IV ketamine therapy），所幸，她有按照上述建議，因此病情出現顯著改善。

草藥醫學對注意力缺失和
注意力不足過動症的治療

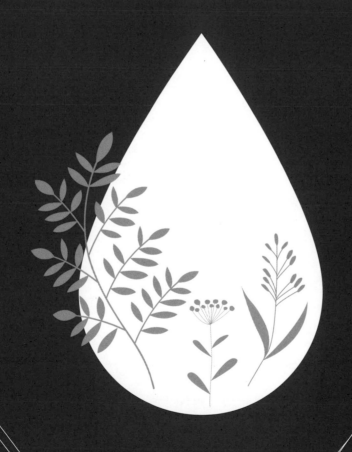

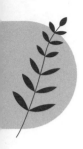

Chapter 13

改善注意力和專注力不足
用藥之外的治療方案

注意力缺失症（簡稱ADD）和注意力不足過動症（簡稱ADHD）是真的精神問題，而且通常對病患和他們的家人都會造成重大的影響。

ADD／ADHD是一種症候群，會同時出現一系列症狀，造成的原因和展現的症狀則各不相同。

認識ADD／ADHD

ADD是屬於注意力不集中的類型，特點是注意力渙散、容易分心、難以專注、難以進行組織和時間管理、有完成任務的困難。ADHD則是包括注意力不集中的所有症狀，再加上會有衝動，以及無法做好不亂動、保持安靜、說話或行動前先思考或是耐心按序等待。

注意力缺失在歸類上屬於神經發育性疾患。按照定義來說，這種疾

病在一個人很年輕的時候就會出現，因為這是在大腦發育時發生的疾病。研究顯示，在患有注意力缺失的兒童的大腦中，運動皮質發育得更快（導致過度活躍），而大腦的前額葉皮質（負責集中注意力的區塊）則落後。

　　研究還發現到，注意力缺失症兒童的大腦中，存在氧化壓力和嘌呤（DNA的組成部分）氧化的證據。氧化壓力和嘌呤氧化是產生活性氧的過程，這與DNA的損傷有關。你可能聽過「自由基」一詞，基本上我們可以用這個概念來理解活性氧，因此會建議使用抗氧化劑補充劑。這些自由基會破壞DNA本身，因此，這是在基因層級對正在發育的大腦造成損害。

　　注意力缺失症這樣的疾病，通常最初是在兒童時期出現，並且會一直持續到成年期——儘管如此，許多人是在成年之後才被診斷出患有注意力缺失。

　　注意力和專注力與記憶和認知密切相關，患者可能會有記憶困難和思維能力差，包括在學校和工作上表現不佳的問題，一些非常聰明的人能夠想辦法彌補大腦在這方面的障礙，並且在沒有接受治療的情況下取得成功，並在學校和工作中都有出色的表現。

　　在本章，我想分享一些不是以用藥方式來處理注意力缺失症患者的經驗。我大部分的治療經驗都是在處理注意力不集中的類型，我也有處理過接下來要描述的其他亞型，此外，我還會討論這種疾病展現出來的不同方式，並探討一些診斷和治療上的爭議。

注意力不集中和缺乏專注力

根據我的經驗，沒有什麼比興奮劑這類藥物更能有效地提高注意力和專注力，除非注意力不集中的病因是肇始於焦慮症，或是混合有焦慮的問題——如果注意力不集中是由於焦慮症或大腦過度活躍，使用興奮劑類型的藥物反而可能使症狀惡化。遇到焦慮症促成的注意力不集中，應該要去治療的是焦慮（有關焦慮症的治療方案，請參閱第十二章）。有時焦慮症和典型的注意力不集中會同時發生，因此需要同時治療注意力和焦慮症。

在亞曼診所，我們會使用SPECT掃描，這其中的一項好處是能夠清楚判定造成注意力不集中的原因，如果SPECT掃描清楚地顯示流向前額葉皮質和基底神經節的血流量減少，那表示這種注意力不集中會對多巴胺（興奮劑藥物或刺激性藥草）增加的刺激產生反應。SPECT掃描還可以辨別由焦慮造成的大腦過度活躍，這讓臨床醫師能夠更輕易地選擇合適的治療方法。

有時候，患者不想要服用興奮劑藥物，或者由於其他原因讓他們變得不適合服用這類藥物（例如先前曾濫用過興奮劑），因此需要借助自然療法來提高注意力。我對這種做法抱持合理的期待，但我必須坦白說，在提升專注力這一點上，藥草療法的效果是不如興奮劑藥物的，不過，它們仍可能會有所幫助。此外，採用草藥醫學來治療注意力缺失時，患者必須服用的藥片數量可能會遠多於服用興奮劑所需的數量。

ADD／ADHD的診斷方法

　　由於ADD／ADHD是一系列症狀構成的症候群，因此在診斷上可能更加困難。有一些醫療從業人員已經認識部分的ADD／ADHD，這裡我想回顧一下在處理這個問題的兩位專家的著作，一位是史考特・香農（Scott Shannon）醫師，一位則是丹尼爾・亞曼醫師，他們兩人都對ADD／ADHD提出一套處理方法，而不僅只是開立興奮劑藥物。關於各種類型和相關治療的全面討論，請參閱香農醫師的《全人兒童的心理健康》和亞曼醫師的《治療注意力缺失症》等書籍。

史考特・香農醫師的觀點

　　香農醫師不認為ADD是一種疾病，而是潛在的代謝紊亂所造成的，他想知道：「全人兒童怎麼了？」在他的《全人兒童的心理健康》一書中，討論了七種不同的ADD亞型。當中有些亞型是因為代謝問題，有些則是來自環境干擾。

第一型：焦慮和過度專注
　　這類注意力不集中是由焦慮症所引起的，不過，這類型的注意力不集中患者仍然能夠專注在感興趣的事情上。沒錯，治療方法就是治療潛在的焦慮。

第二型：食物過敏和腸道失衡

正如我在第四章〈受損的腸道導致憂鬱的大腦〉中所討論的，腸道在整體的心理健康中扮演重要角色。香農醫師了解這一點，並建議在發現ADD／ADHD時，檢查是否有胃腸道發炎的情況。就之前所提到與ADD／ADHD 相關的氧化損傷的研究 P183，這和不良飲食、食物過敏或其他胃腸道發炎有關是完全合理的，因此，處理造成這些問題的不良飲食會是適當的治療方法。

第三型：粒線體問題和發育遲緩

粒線體是細胞的能量中心，如果它們出問題，典型的症狀是缺乏活動力和精力。這些患者的注意力可能會下降，而且通常伴隨有疲勞——尤其是在一天快結束的時候。

針對這種情況的治療方法是採用全食物飲食，補充肉鹼、輔酶 Q10 和藥用蘑菇如靈芝、猴頭菇或雲芝來支持線粒體。遇到這種類型時，還要考慮是否有睡眠呼吸中止的問題。

第四型：典型ADHD

這種類型包含我們通常想到的ADD患者的狀況，諸如：過動、無法靜坐、難以集中注意力和完成任務、有暴衝的大膽傾向以及挑起衝突。香農醫師對這類型的處理方式主要是從外在環境著手，讓孩子在學校活動，嚴加管教，並限制對大腦非常刺激的電子遊戲。

第五型：憤怒和反對

這些通常是不快樂的孩子，他們的特點是衝突、情緒不穩和行為難以捉摸。在家時他們的情況往往更糟，會有家暴和精神疾病等問題。香農醫師建議避免使用興奮劑藥物給這類型的患者。

第六型：環境問題

這類型的特點是家庭混亂。通常是父親或母親（或兩者）不堪重負，於是孩子轉向電動，通常玩的都是暴力遊戲。

這類型的患者經常有睡眠中斷的問題。香農醫師建議要採用管教方式，避免使用興奮劑藥物。

第七型：冷漠和學習問題

通常這類型的特點是迴避，不論是學校、閱讀還是一般的學校作業。香農醫師處理這類型的方法是避免使用高劑量的興奮劑藥物，並且要體認到藥效會隨時間而降低。這類孩童可能需要去讀管教嚴格但可以支持他們發展才能的小型學校。

丹尼爾・亞曼醫師的觀點

亞曼醫師也確定出七種類型的注意力缺失，不過是根據SPECT腦部掃描來分類的，我發現腦部掃描對於判別注意力缺失的亞型和選擇適當

的治療非常有幫助。治療方法一定會有飲食、運動、實驗室檢測（如鐵、銅等）的優化，以及家庭和學業上的管教。會進行兩次SPECT掃描，一次是靜止的，另一次是注意力掃描，是在進行完康納測驗（The Conner's test）這項電腦化的注意力測驗後執行。

第一型：典型注意力缺失

這是最常見的ADD類型：難以專注、注意力不集中和過動症。這類型也是目前研究最多的類型，除了亞曼診所，也有其他人進行過影像研究。SPECT掃描發現，在集中注意力時，前額葉皮質、小腦和基底核下側的血流量偏低，這類型患者通常會對興奮劑藥物有反應。與這種ADD類型搭配的最佳飲食是高蛋白、低碳水化合物。在治療計畫中，定期有氧運動是當中的一項重要組成。

第二型：注意力不集中的ADD

SPECT掃描結果與典型ADD相同，但患者沒有表現出過動的情況。這類型通常會對興奮劑藥物有反應，改善效果可能很大。除了興奮劑藥物，建議採用高蛋白、低碳水化合物飲食，並搭配定期有氧運動。這類型和第一型都對替代治療反應良好，可能有幫助的補充劑有：左旋酪胺酸，這是多巴胺的一種胺基酸前驅物，以及左右旋苯丙胺酸（DL-phenylalanine，詳見下文 P203）。之後列出的藥草療法，在這方面可能也很有用。

第三型：過度專注的ADD

這種類型的SPECT掃描顯示流向大腦下方，包括前額葉皮質、小腦和基底核的血流量偏低，但他們同時還有前扣帶迴過度活躍的狀況。前扣帶迴就好比是大腦中的換檔器，與這種過度活躍有關的症狀有：難以轉移注意力（腦袋卡住）、認知不靈活和想法過度消極。

這類型的ADD通常對興奮劑藥物的反應不佳，需要在給予興奮劑藥物前先讓患者的大腦安靜下來，至於是否使用興奮劑藥物，則不一定；亞曼醫師發現這種模式經常會出現在酗酒者的子孫身上。這類型的飲食是攝取優質蛋白質、複合碳水化合物（吃一塊肉桂卷要搭一顆蘋果），並且搭配有氧運動，有氧運動會增加血清素和多巴胺，血清素能讓大腦平靜下來，而多巴胺則會刺激前額葉皮質，提高注意力。

第四型：顳葉ADD

在這類型的SPECT掃描中，除了有常見的ADD跡象（在前額葉皮質、小腦和基底核中流向大腦下方的血流量減少），還有另一個現象：流往顳葉的血液量也跟著減少。這類型的症狀是注意力不集中、分心和雜亂無章，此外還有想法黑暗、情緒不穩定、記憶困難和學習障礙的狀況，此外，在短期和長期記憶、視覺和聽覺處理以及語言處理上也會出問題。過動的情況則不一定會有。

治療顳葉型易怒者的有效方法是使用精神病學中的抗癲癇藥物，諸如拉莫三嗪、奧卡西平（oxcarbazepine）、卡馬西平（carbamazepine）

來穩定情緒和鎮靜大腦。有時,在以癲癇藥物讓大腦平靜後,可能還是會殘留有注意力不集中的問題,這時就可沒有顧忌的使用興奮劑藥物,而且相當有效。癲癇藥物的自然治療替代品是GABA和其他鎮靜補充劑,如左旋茶胺酸(L-theanine)和鎂。下文列出的藥草興奮劑也適用於這一類型。

第五型:邊緣ADD

這類型同樣也是在SPECT掃描中發現典型的ADD跡象,流向大腦下表面、前額葉皮質、基底核和小腦的血流量偏低;不過,在兩種腦部掃描中(基線和專注)中都可以看到邊緣系統、丘腦和下視丘的活躍度增加。這類型的患者通常會出現絕望、否定自我價值、社交孤立和疲勞等症狀,也可能會有憂鬱症。除了容易分心和難以聚焦的傾向之外,這類型患者最主要的判別特徵是低沉、消極的自我對話,以及被生活壓力壓垮的感覺。

僅使用抗憂鬱藥和興奮劑常會使患者感到更加喜怒無常和憂鬱。在刺激大腦之前,更重要的是先鼓勵患者放鬆,用於放鬆的精油、補充劑和藥草可能會有所幫助:假馬齒莧和雷公根既能協助放鬆,也能提高注意力;檸檬香蜂草能夠提振精神,提高注意力;聖羅勒也有相同的效用。此外,嘗試改變心態,保持開放,避免全有或全無的極端想法也有幫助。

採行健康蛋白質和脂肪以及少量碳水化合物的飲食,這有助於維持

情緒。火雞或雞這類有翅膀的動物，其肉品富含天然色胺酸，色胺酸是血清素的前軀物，會推動大腦朝著產生血清素的方向發展，食用火雞和雞肉可以提高色胺酸濃度，改善情緒。

第六型：火環ADD

這類型的SPECT掃描會呈現一幅獨特的畫面，在頂葉、顳葉、左右前額葉皮質和前扣帶迴都有過度活躍的情況，而在掃描影像上形成一個環。患者會出現典型的注意力不集中和分心等特徵，還會伴隨有易怒、對聲音和觸覺過度敏感、對立行為以及情緒起伏的循環。

這類型的ADD可能是源於感染或發炎過程，光是使用興奮劑和血清素藥物通常反而會讓這類型患者的大腦模式惡化。由於這種模式通常來自發炎，因此首要的重點是清理腸道，採行排除飲食法 P080 來消除造成過敏的食物，去除發炎性食物，專注在健康的全食物飲食上，這對舒緩這種發炎很重要。同樣重要的是，去徹底檢查可能導致大腦發炎的任何身體部位感染。

治療方法是使用補充劑、天然產品來平息過度活躍的大腦，或使用抗癲癇藥物，拉莫三嗪或奧卡西平等抗癲癇藥物對這類型患者非常有幫助。一旦大腦安靜下來，若還需要興奮劑，使用起來將更具療效。

第七型：焦慮ADD

這類型的特徵是基底核過度活躍，伴隨有前額葉皮質和小腦下表面

的血流減少。這類型患者的症狀包括有：注意力不集中、分心、焦慮和緊張，此外還有在危機中不知所措的傾向，總是做最壞的打算，並且有社交焦慮的情況。

許多ADD患者會製造衝突來增加大腦中的多巴胺濃度，然而，這個特殊類型的ADD患者並不會尋求衝突，反而會竭力避免產生焦慮的情況，在感到焦慮時，他們的思緒很難落在一個特定的想法上、從而做出結論；基於同樣的原因，也可能會有患者表示記憶困難。

治療這類ADD的方法是減少焦慮，最好是用補充劑和天然產品。假馬齒莧和雷公根具有不錯的鎮靜效果，也可以提高注意力，聖羅勒可以讓大腦平靜並提高注意力；基本上，在討論焦慮症的章節所列出的所有藥草或自然療法都適用在這種類型的ADD中。對這類型大腦最有幫助的飲食是低碳水化合物和高蛋白質，此外，也可以採行治療、冥想和深度放鬆技巧。

診斷和治療的爭議

有些醫療從業人員並不認為ADD／ADHD是一種真正的疾病，這對有這些問題的人來說是最不幸的事。許多人認為ADD／ADHD的診斷過於氾濫，每個精力充沛的孩子都被診斷出有這樣的問題，也有許多人認為沒有必要為兒童開立那些有成癮性的強效藥物，還有許多人認為ADD／ADHD是一種「美國診斷」──在其他國家都沒有發現。

由於ADD的患病率不斷攀升，因此這些議題引起了極大的關注，有人認為患病率之所以增加，主要是因為過度診斷和學校強迫兒童服藥的壓力。然而我認為，所有這些爭議都有可能讓真正需要幫助的人得不到診斷和治療。

為什麼ADD的發生率不斷增加？

在過去十年間，美國診斷出的ADD／ADHD病例增加了三十％以上，估計全美有十％的兒童患有ADD，這個數字遠高於其他已開發國家，導致一些人認為美國有過度診斷ADD／ADHD之嫌。

毫無疑問，生活在現代社會中，非常要求專注力和注意力。雖然許多關於專注力和注意力受損的病訴是由ADD／ADHD所引起的，但我也遇過一些想要提升注意力的個案，他們其實只是想要增強認知和表現力，而不是真正有注意力缺失的問題，不過，我確實相信病例實際上是在增加。下面是一些關於為何出現這個狀況的理論。

社會政策和醫藥影響

史蒂芬・欣肖（Stephen Hinshaw）清楚地表明ADD／ADHD的存在是一種全球現象，在推行義務教育的國家中，患病率是五％～七％。

他對此提出了一個有趣的論點：

人類的大腦並不是演化來坐在教室裡學習技能的。他說：「就這個角度來看，生物脆弱性（一生來便有、或傾向於發展出某種病症，即稱為「生物脆弱性」）與心理社會和文化力量的交匯產生了這個稱為ADHD的現象，而義務教育正是當中的社會性引發因子。」如果能夠去那些教育系統不是那麼硬性，或不是義務教育，並且能夠讓個人適性發展、成長和學習的國家研究，看看ADD／ADHD是否會在那裡比較不明顯或不普遍，這將會很有意思。

許多人擔心藥物廣告以及學校要求家庭給孩子用藥的壓力，這股壓力導致ADD診斷的增加，同時增加的還有興奮劑藥物處方。由於ADD被認為是一種殘疾，而且藥物會由保險給付，因此學校系統會建議做出診斷並且讓孩童服藥。

電子產品

電動、電視和網路的影響再怎麼強調都不嫌多。所有這些電子設備都具有特定波長的光，而且這類不斷閃爍（這是螢幕自動更新的方式）的光對大腦非常刺激。閃光發生的速率對觀察者的感受產生深遠的影響：若是光閃的速率很慢，觀者會變得著迷和昏昏欲睡，若是速率很快，可能會產生焦慮並保持警覺。目前已有很多關於電磁波對大腦有害影響的研究正在進行。

我對這些波長的影響有過直接的體驗：有一次，我在飛機上睡得很熟，突然覺得有什麼東西在拉扯我，把我從沉睡中喚醒。醒來的我發現坐在我旁邊的人打開了他的筆記型電腦，我敢肯定是他螢幕發出的電磁波把我吵醒了。

　　想想看這種電磁效應對每天暴露在電磁場中數小時的兒童大腦會有何影響。我們無法避免螢幕，我們需要用它來工作、上學等等，所以我鼓勵我認識的每個人都戴上防藍光眼鏡，並盡可能調暗他們的電腦和手機螢幕。在今日的數位世界中，螢幕時間（screen time，使用具螢幕的設備的時間）是不可避免的，但這些預防措施會有所幫助。

　　看電視是被動的，你不需要思考或解決問題，便能透過它得知你需要知道的一切。電視往往會使人變得被動，出現智力上的怠惰。

　　電玩很容易讓一些孩童上癮，他們會無休無止地玩下去，壓縮掉所有其他活動的時間，要是拿走他們的電玩，他們會變得咄咄逼人並好辯，有一個家庭告訴我，他們的兒子會想辦法破解一個上鎖的保險箱，去拿裡面的電玩。父母有時被迫採取嚴厲措施才能消除電子遊戲對孩子的影響，許多父母不願意去做這件有必要的事，因為實在太痛苦了。孩童打電動、看電視、滑手機和瀏覽社交媒體的時間愈多，他們在學校的表現就愈差，注意力也愈差。

　　成年人也會沉迷於遊戲。我在一間旅館的電梯內遇到一名員工，他正在手機上玩遊戲。我對他講了自己的看法，他告訴我，他的老闆威脅要解僱他，因為他玩手遊的時間太多，影響到他的工作，然而他卻還是

積習難改，繼續在工作時玩手遊，甚至連坐電梯的幾分鐘都不能不玩。毫無疑問，他已經上癮了。

營養效果

如果將腸道效應納入考量，ADD的另一個問題是營養不良。患有ADD的兒童和成人有食用大量加工食品、糖和汽水的傾向，許多ADD病童的家長會說，當他們的孩子吃糖或披薩等加工食品和喝汽水時，他們會變得「情緒緊繃」。

推薦的飲食方式有排除法飲食 P080、避免食品添加劑的芬戈德飲食法（Feingold diet）和抗發炎飲食法，這些早已建議給各種自閉症和ADD患者採行。食用高度加工的食物會損害腸道，導致腸壁發炎，近而壓迫到整個身體的免疫系統，並損害腸道微生物群。

腸道微生物組研究是一個新興領域，每月有超過七千篇相關主題的科學文章發表。微生物組由體內數十億的細菌組成，位於腸道中的那些微生物主要負責幫助我們消化食物，會與荷爾蒙產生交互作用，製造我們所需的維生素，還會與我們的免疫系統與神經系統產生互動。

腸道與大腦的交流讓我們認知到自己餓了，並且會去找東西吃，然而，大半的腸腦交流都是在潛意識層級發生，我們體內微生物組的健康會影響到我們的情緒和思維的清晰度。在探討何以ADD比以前更常見的原因時，發現可能的促成因素有：抗生素使用頻率增加、剖腹產（因

此在出生時不會有母體細菌進駐嬰兒腸道）和加工食品及速食等發炎性食品的增加。

身體鍛鍊

許多玩大量電動，或每天花數小時在手機上玩社交媒體的孩子都缺乏身體鍛鍊。過去孩子常常在外面騎自行車，和朋友一起玩，和附近的孩子一起運動，電動取代了這類型的身體鍛鍊，而身體鍛鍊是將血液輸送到大腦並傳送到大腦各區塊的最佳方式，能為神經組織帶來必要的營養，並保持其健康。亞曼醫師建議定期進行有氧運動來治療各種 ADD 亞型，缺乏身體鍛鍊會對大腦的發育產生負面影響。

關於治療方法的爭議

在ADD／ADHD的治療中，最常聽到的抱怨是使用興奮劑藥物。興奮劑藥物的藥效強大、還會令人上癮，而且具有許多副作用，它們會降低食欲、增加肌肉張力（尤其是下頜肌肉）、增加血壓和阻礙生長。長時間服用下來，也有可能失去效果。

我能夠理解對過度使用興奮劑藥物的擔憂。開立興奮劑藥物不是一步到位的解決方案，要考量個人的整體健康狀況以及造成其ADD的根本原因，才能做出適當的治療。鑑於上面列出的各種ADD／ADHD亞

型，很明顯可以看出，不見得總是要使用興奮劑藥物，有時用藥既不必要也不適當，**某些ADD亞型的患者甚至不會對興奮劑藥物產生良好反應**。下文的藥草製劑有列出其他的替代選項。

不幸的是，正如之前所提，沒有什麼比興奮劑藥物更能提高專注力和注意力，在考慮使用興奮劑藥物時，要充分衡量風險與益處，並判別和處理ADD／ADHD的亞型，這一點非常重要。若是在最初沒有先評估其他可能的潛在代謝危險因子，並且加以處理，就冒然使用興奮劑藥物來治療，恐怕不符合ADD／ADHD患者的最佳利益——無論他們是成人還是兒童。

以草藥學來治療ADD

適用的草藥如下：

紅景天

關於紅景天的研究相當完善，特別是在俄羅斯和瑞典這兩個使用狀況很普遍的國家，目前已證實它有助於緩解焦慮、憂鬱和疲勞，因此推薦給運動員進行復健和提高表現；過去維京人也會用它來提高耐力。建議劑量是早上五百毫克，可以在下午再次重複。目前市面上有許多商業產品；賈羅（Jarrow）P263 和諾奧（Now）P263 都有提供優質產品。著

名的草藥師和教師基多・梅斯（Guido Masé）有使用高劑量的紅景天來治療注意力缺失，他建議每天服用四至五克的根和兩至三次的三毫升酊劑。若是真的要服用這樣大的劑量（典型的商業補充劑是每粒膠囊五百毫克），購買酊劑會比較實用。不過，我在此要提出一個警告，高劑量的紅景天可能會讓人非常乾燥，也可能會導致口乾。

基多・梅斯建議將紅景天與銀杏一起服用，改善流向大腦的血液，從而降低焦慮並提高注意力。銀杏具有鎮靜、抗焦慮的作用，能夠平衡紅景天的刺激作用。

（銀杏）

銀杏本身是一種極好的抗氧化劑，最為人熟知的作用是增加大腦循環，另外就是鎮靜作用。基多・梅斯使用的是兩百四十至四百八十毫克的高劑量萃取物，其標準化濃度為二十四％的黃酮苷。

著名的整體兒科精神病學家香農醫師也會使用銀杏來提高ADD兒童的注意力，卻發現它很刺激，因此他將劑量維持在每天兩次，每次六十至一百二十毫克。關於銀杏對ADD的有效性的研究並不多，但據推測它是以其抗氧化效果來發揮作用。

另外，基多・梅斯發現，重建體內的微生物群是解決ADD的關鍵，他將疾病的源頭鎖定在腸道。這是一個有趣的想法，因為在其他領域的一些研究顯示，母親的微生物組會對她孩子的微生物組和身體疾病產生直接影響。

假馬齒莧

也稱為水牛膝草,對於提高專注力、注意力以及任何原因引起的腦霧都非常有幫助。假馬齒莧在老年人族群、兒童及青少年族群間已進行過很好的研究;顯示出在所有這些族群中,能夠改善其專注力、注意力、衝動控制和記憶力。也有研究證實假馬齒莧具有抗焦慮作用,而且非常安全。

這項研究是針對服用濃度為二十%～三十%以及五十五%的假馬齒莧皂素來進行,劑量為兩百至三百毫克,每天一至二次。不過,市面上可以買到的劑量是三百二十毫克,每天服用一到兩次。洛・道格博士建議使用十%至二十%的假馬齒莧皂素,要獲得最佳效果,請購買假馬齒莧皂素含量至少二十%的產品。每天服用一到二粒,持續十二週,就可獲得明顯效果。假馬齒莧是我個人偏好的選項。

雷公根

阿育吠陀醫學通常會用這種藥草來治療焦慮和幫助傷口癒合──尤其是癒合不良的傷口。針對大腦及損傷的周圍神經,它似乎具有刺激神經生長的能力,也被用來改善記憶和認知。

目前已經有科學文獻支持用雷公根來減輕焦慮的做法,香農醫師則用它來治療注意力缺陷。一般認為雷公根和假馬齒莧可以相互取代,若同時使用則會相互增強。

我喜歡用雷公根,覺得它的作用很好。有機印度(Organic India)

P263 是很好的品牌，請按照瓶身說明來服用。與假馬齒莧同時使用是個很好的組合。

多巴藜豆

　　或稱刺毛藜豆（Dopa macunas）。諾奧 P263 推出的這款產品含有八百毫克的多巴藜豆和一百二十毫克天然的左旋多巴，推薦劑量為早上服用一至二粒膠囊。阿育吠陀醫學使用多巴藜豆已有兩千多年的歷史，在英語世界中通常稱之為刺毛黧豆（cowhage）。最常拿來用於治療的部位是種籽，但有時也會使用植物的根部和毛（如果觸摸會引起強烈的瘙癢），大致上，它對全身都有好處，不過最為人熟知的是其滋養神經系統的效果。

　　這種藥草會增加大腦中多巴胺的含量，在藥廠能夠合成左旋多巴胺這種藥物之前，多巴藜豆過去也被用來治療帕金森氏症。使用維持多巴胺濃度在體內更長時間的藥物有助於改善ADD，所以不妨從多巴藜豆開始嘗試，它會增加大腦中的多巴胺量，對症狀起到幫助。若是正在服用左旋多巴來治療帕金森氏症，或是其他多巴胺再攝取抑製劑的興奮劑藥物，在服用時請特別留意，因為這可能會產生累加效應。

碧容健®

　　碧容健®（Pycnogenol®）又稱碧蘿芷（Pycnogenol，Pinus pinaster subsp. Atlantica），是由賀發研究公司（Horphag Research）P263 從法國

海松提煉出來的，已進入商業量產。它經過許多研究，並且用於解決包括ADD／ADHD在內的各種病症。碧容健最著名的功效是抗氧化，因此對心血管系統有保護性，但也廣泛用來於提高專注力和注意力。

研究人員認為ADHD的病因是大腦中的氧化壓力導致兒茶酚胺（包含多巴胺、腎上腺素和正腎上腺素）失調所造成。就碧蘿芷具有抗氧化劑作用的有力證據來看，它有助於處理氧化壓力引起的注意力不集中是合理的推論。

研究顯示，碧容健可降低身體對嘌呤（DNA）代謝的氧化壓力，增強穀胱甘肽的功能——這是一種肝臟製造的解毒物，還能改善研究計畫中受試兒童的總體抗氧化狀態。推薦劑量為每天一百毫克或每天按體重比例服用：每公斤一毫克。

有用的胺基酸

SAMe是S-腺苷甲硫胺酸這種胺基酸的簡稱，會對大腦產生很強的刺激，有助於改善情緒和注意力，不過對於焦慮症患者來說，這樣的刺激有可能太大，它在雙極性情感疾患者身上是禁用的。起始劑量為每天服用一次，每次四百毫克，逐週增加，最多至每天一千六百毫克；大多數人每天服用兩次四百毫克的效果很好。

SAMe也有鎮痛的效果，它非常昂貴，且必須要採用腸溶包衣的型式，可以跟山姆超市（SAMS club，母公司為沃爾瑪〔Walmart〕）或好市多等折扣店購買，會比較划算。

左右旋苯丙胺酸

簡稱為DLPA，有助於提高注意力——尤其是搭配左旋酪胺酸一起服用時。

左右旋苯丙胺酸的劑量為每天七百五十毫克，空腹服用；左旋酪胺酸的劑量是五百毫克，每天三次，在兩餐之間服用。

Part

5

治療躁鬱症、疼痛、睡眠問題的草藥醫學

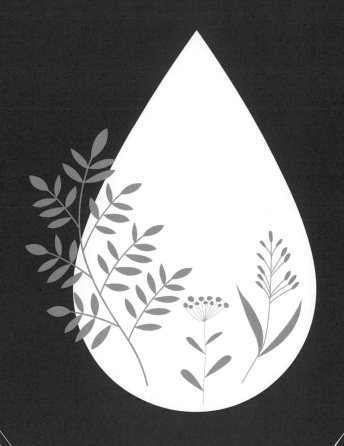

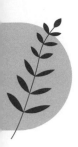

Chapter 14

躁鬱症的對策

折磨病患及其親友的精神疾病

我之所以想把關於雙極性情感疾患的這一章放在討論憂鬱症和焦慮症的章節之後，是因為這些複合症狀彼此相關。

雙極性情感疾患，或是雙相情感障礙症，又簡稱為雙極症或躁鬱症，是憂鬱症（憂鬱這一極端）和焦慮症（躁症／輕躁症這一極端）的組合。

各種躁鬱症類型

第一型躁鬱症是最廣為人知的，讀者可能也很熟悉，特徵是在極端情緒間擺盪，有時感覺良好一切順心，有時則變得易怒（躁症發作），感到極度沮喪。躁症發作的特點是在一段時間內，會變得精力充沛，不是易怒，就是覺得情緒高漲，幾乎不需要睡眠，千頭萬緒，言詞咄咄逼

人，判斷力差；這種高漲的情緒可以被視為一種非常深刻而強烈的焦慮。失眠與這種高漲的狀態有關，也需要直接治療。

另一個極端則是深度憂鬱，認為自己毫無價值，充滿絕望和精神萎靡。這種雙極性的憂鬱症可能非常深沉，而且難以治療，治療目標會放在縮小情緒波動的幅度，限縮極端情況的發生，若有可能的話，也盡力使患者的情緒正常化，這樣的情緒狀態為患者和關愛他們的人都帶來極大的痛苦。現實狀況是，這樣雙極性的情感問題不僅是從情緒高漲（躁期）擺盪到情緒低谷（鬱期），還包括介於躁鬱兩點間的所有變化。

躁鬱症比較像是涉及各種情緒組合的一系列疾病。下面是目前定義出的各種躁鬱症診斷。

・第一型躁鬱症：伴有一次或多次嚴重躁症發作的憂鬱症發作。
・第二型躁鬱症：伴有一次或多次輕躁症發作的憂鬱症發作。
・循環情感障礙症：輕躁狂與輕鬱症（心情不愉快）交替出現。
・週期性憂鬱症：情緒在憂鬱和正常、不憂鬱但也沒有過度興奮的情緒之間交替。

在我擔任精神醫師的這二十多年中，觀察到各種程度的情緒波動問題變得愈來愈普遍。這些情緒障礙大多數並不符合《精神科醫師診斷手冊》對任一種週期性情緒障礙的正式診斷標準，而是將其概括在未列名（not otherwise specified，簡稱NOS）的情緒障礙中。備受推崇的精神

病學教科書《史塔爾的基本精神藥理學》曾指出，三十三％的情緒障礙都屬於未列名情緒障礙。我懷疑今天這個比例變得更高，雖然我目前沒有任何科學證據能夠說明為何未列名情緒障礙的患病率正在增加，但我懷疑這與我們讓大腦長期而慢性接觸電子刺激有關。

第一型躁鬱症是一種相當常見的情感障礙，通常從年少時（十五～二十四歲）開始，但也有人是在中年（四十五～五十四歲）首次發作。許多人在被診斷出第一型躁鬱症之前就已經患病多年，可能有幾年症狀會緩解，但隨後症狀又再度出現。

躁鬱症患者都會擔心是否會把自己的狀況遺傳給他們的孩子，不幸的是，這不是個容易回答的問題。躁鬱症是一種遺傳性疾病，在一等親屬間，遺傳風險為五％至十％，但並不存在有一個可預測的遺傳模式，我們不能說這種病是否會遺傳給誰，也無法判定是由誰遺傳開來的，家族間可能每一代都有人患病，也有可能跳過好幾個世代。

躁鬱症通常與其他身體疾病有關，它似乎與腸躁症候群和哮喘有關，發炎過程和器官系統之間的生理關係（如腸腦連結和肺腦連結）似乎與躁鬱症有些關聯。躁鬱症還與焦慮和注意力缺失有關。

從生活型態開始治療，這可以使躁鬱症的病情、穩定情緒所需的用藥類型和數量有所變化。躁鬱症與發炎的關係算是相當明朗的，著重在處理抗發炎反應的生活型態和飲食法可能會產生很大的益處。躁鬱症可能是一種病程不斷發展的疾病，伴隨著躁症發作頻率的增加，患者對療程的抗性也日益增大，因此必需要及早確定出最好的治療方式。

治療躁鬱症患者的目標是要穩定情緒，使其不會有太大的起伏、能加以控制，並降低發作頻率。傳統醫學治療主要是以情緒穩定藥物來處理，下方是常用藥物的列表，所有這些藥物都有副作用，必須與患者充分討論風險和益處。這些藥物對那些躁症或憂鬱症發作後變成精神病的人最有幫助，它們有助於停止躁狂症，也有助於防止躁狂症的復發。

常見的躁鬱症藥物

鋰（Lithium）	一般認為是治療的黃金標準	礦物質，對腎臟和甲狀腺有影響，需密切監測血液中的濃度。
卡馬西平	癲通長效膜衣錠（Tegretol）	有一些鎮靜副作用，需要密切監測血濃度。
丙戊酸（Valproic acid）	帝拔癲（Depakote, Depakene）	伴隨有體重增加和鎮靜作用，需要密切監測血液中的藥濃度和肝功能。
拉莫三嗪	樂命達錠（Lamictal）未經FDA批准	常用的有效藥物。耐受性良好。無需監測血液中的濃度。
奧卡西平	除癲達（Trileptal）未經FDA批准	卡馬西平的分解物所製成的產品。耐受性良好，無需監測血液中的濃度。效果有限。
托吡酯（Topiramate）	妥泰膜衣錠（Topamax）未經FDA批准	對情緒穩定無效。

常見的躁鬱症抗精神病藥物

阿立哌唑 （Aripriprazole）	安立復（Abilify） FDA批准為一線治療藥物	有口服和每月注射型式。
卡利拉嗪 （Cariprazine）	維拉爾（Vraylar）	有效但藥價非常昂貴。
魯拉西酮 （Lurasidone）	樂途達（Latuda） FDA批准用於治療躁鬱症循環中的憂鬱問題	效果適中，但是藥價十分昂貴。
阿塞那平 （Asenapine）	薩弗里斯 （Saphris）	有很強的鎮靜效果，口腔崩散錠（舌下片）。
奧氮平 （Olanzapine）	賽普樂 （Zyprexa）	醫院常用藥。體重顯著增加，有鎮靜作用。經常用於助眠。
利培酮 （Risperidone）	理思必妥 （Risperdal）	醫院常用藥。
齊拉西酮 （Ziprasidone）	哲思膠囊 （Geodon）	體重增加幅度較少、鎮靜作用較弱。 必須與食物一起服用。

　　躁症會嚴重影響到患者的生活。判斷力變差可能會造成不恰當的財務決策、不當的性行為、衝動和不負責任的行為，曾經有位病患買了兩

百多隻泰迪熊塞滿他的卡車，有一位女士則買了一百條相同色號的口紅。患者會出現的衝動行為可能包括：突然辭職、搬到另一個城鎮、拋棄家庭；隨著性活動的增加，可能會出現性欲亢進，但在選擇性伴侶上毫無判斷力。可想而知，這些判斷力差的衝動事件會傷害到個人和他們的親人。

鬱症發作時可能會非常嚴重，而且難以治療。病患會感受到極大的痛苦，並有很高的自殺風險。

如之前所提，有許多週期性的情緒變動並不符合躁鬱症或其幾種亞型的標準。我發現可以使用情緒穩定劑來改善這些患者——即使他們並未被正式診斷為躁鬱症。

讀者會注意到，行文至此我們還沒有提到治療躁鬱症的藥草，原因是目前並沒有專門針對躁鬱症的藥草，藥草是根據患病者的個人特徵和他們表現出的症狀類型來挑選。

如之前所提，躁鬱症和一般的情緒循環有許多變異型，治療的重點是放在改善症狀。

躁鬱症的治療

要穩定躁鬱症，第一種方法是關注健康的基本組成：飲食、睡眠、運動、減壓、維持與他人的良好關係。

全食物飲食

飲食上需要吃全食物，不要吃加工品，避免使用菜籽油、大豆油、棕櫚仁油和玉米油等種子製成的油品。大多數的全食物都需要在家準備，但也有一些捷徑，你可以在商店購買整隻烤雞，享用預煮但未加工的全食物，也可以購買一盒新鮮且未經加工的混合蔬菜；此外，現在也有商家會將全食物直接送到家門口。

冷凍食品、醃製或高度加工的食物風味通常較差，而且當中通常含有對健康有害的防腐劑。對健康最好的食物是那些在家準備的食物，應將食物視為提供神經傳導物質的基本單元，用以構建的基本單元愈健康，神經傳導物質就愈健康。

改善睡眠

睡眠很重要，對躁鬱症患者尤其重要，持續失眠通常是躁症發作的前兆，下一章將討論許多改善睡眠的自然方法。睡眠是大腦自我清潔和修復的時間，大腦需要這樣一段停機時間，就像身體中的任何其他器官一樣，優質睡眠會讓我們感到精神煥發，準備好迎接新的一天。

適當運動

在所有精神疾病的管理中，運動都非常重要，有氧運動是促進大腦

血液流動的最佳方式，但並不總是可行——尤其是當一個人處於發病的憂鬱階段。我也喜歡將運動重新定義為移動身體，以跳舞、散步、太極拳、瑜伽等型式——從事任何你喜歡的——來移動身體哪怕只是一點點，都會很有幫助。此外，對於某些人來說，參加專班或小團體來運動會有幫助。對於那些不想離開家的人，可以在YouTube上找太極拳和瑜伽等影片，在自己的家中舒適和安全地進行。

移動身體能讓你的能量移動，當你的能量安靜而沉重就會進入憂鬱的狀態，移動這種能量可以減輕沉重感，改善和減緩憂鬱情緒。請注意，在躁症階段，可能會有過度運動的情況，要小心，以免受傷。

減壓

減壓非常重要，這有許多技巧可用，例如冥想、深呼吸和放鬆技巧。選擇一個對你有幫助，而且能與你產生關連的，這是成功的唯一途徑。壓力對整體健康——特別是對大腦的健康和功能——有著深遠的影響，壓力會顯著提高大腦的發炎程度，並限縮癒合能力。

另一個壓力來源，則是過勞或做得太多。有時我們必須接受我們選擇的生活型態正在傷害我們自身，也許是出於經濟原因，我們想盡可能地努力工作，但這也需要付出高昂的代價。也許我們需要的是，更少的工作和更簡單的生活型態；也許我們必須離開一段有毒的關係，或放棄其他東西。如果你覺得自己的壓力太重，請檢查你的生活型態，看看是

否有一些事情可以簡化，或者一段關係對你而言是否已太難承受。盡你所能的減少實際上可以減少的壓力。

良好的人際互動

與他人建立良好關係是另一個非常重要的要素。通常，躁鬱症患者的人際關係會因其行為不穩定而受損。建議可透過諮商來幫助建立支持性的社交網絡，這可能非常有幫助；不應讓躁鬱症患者感到孤獨。

藥物

躁鬱症的另一層面是濫用或成癮問題所產生的毒性，這樣的濫用會對大腦造成傷害，有時可能帶來毀滅性的後果——端視所濫用的物質和數量而定。我一次又一次地遇到濫用的狀況，包括吸食大麻和飲酒，這都會破壞躁鬱症患者大腦的穩定性。

我最近和一個患有躁鬱症的年輕人交談，他自己注意到每次吸大麻後，隔天的情緒都會不穩定，在他有此頓悟前，他已停止吸食大麻兩個月——這通常都需要有一個對比點（指才能看出有沒有吸大麻之間的差別）。有些患者僅在吸食大麻後才會出現有躁症發作，基於這個原因，若是我要嘗試用最少的藥物來穩定躁鬱症患者時，我會要求患者完全戒除其所濫用的任何物質。

草藥治療

如果使用得當，以藥草來治療躁鬱症是非常有幫助的，若是有精神病或自殺傾向，則需要藥物治療。就我的經驗來說，出現精神病時一定會需要藥物治療，藥草可以與藥物一起搭配使用，如此能降低藥物劑量，減緩可能的副作用。這時絕對需要與合格的醫師合作。

前面討論焦慮和憂鬱章節中的所有藥草都可用於改善躁鬱症患者的情緒，但我目前還沒找到任何藥草或配方能改善在兩極間的情緒擺盪，但使用能滋養神經系統的藥草是有用的，這包括適應原和促智藥（以前稱為神經鎮定劑或補品）。在這方面，有幾種藥草特別值得一提。

我經常使用**南非醉茄**這種適應原。由於所有的精神障礙在很大程度上都牽扯到HPA軸，因此南非醉茄是穩定情緒的首選，它是目前鎮靜效果最強的一種藥草，可以幫助睡眠、恢復活力。南非醉茄已被用在因為疾病、極度壓力和神經衰弱者身上，幫助他們恢復健康。在西方，主要是以茶、酊劑或藥丸萃取物等型式來攝取南非醉茄，然而，在阿育吠陀醫學中，會將許多藥物當做灌腸劑給藥。當做為灌腸劑給藥時，高劑量的南非醉茄可用於控制躁症發作。

製作灌腸劑時，將一湯匙的南非醉茄（切碎並過篩）與約二八三毫升的水混合，燉煮五分鐘，冷卻。灌入直腸後夾緊，若可能的話，使其在直腸內停留三十分鐘。患者可能需要連續使用數日，最多五天，最好是在躁症發作開始時使用，以防止病程發展，或是在初始狀態就把它壓

下。大多數西方人對於灌腸給藥的想法興趣缺缺，但對願意嘗試的人來說，不失為一種有趣的治療方式。

在許多精神疾病的處理上——尤其是躁鬱症，可以應用的一個特殊概念是支持、滋養和鎮靜。在憂鬱期，通常需要皮質醇支持，而在躁症發作時通常需要鎮靜；將支持和鎮靜結合起來可能非常有用。

要支持身心的能量，甘草可能會有幫助。洋甘草根支持腎上腺系統。甘草會抑制由腎上腺所製造、用來分解皮質醇的酵素，為大腦和身體提供更多支持，有了較多的皮質醇，身體便可以更有效地管理壓力。

在支持腎上腺系統的同時減少焦慮，也會十分有益處。一種效果很好的產品是甘草複合腎上腺皮質醇代謝保健片 P094，它的成分中含有甘草根，可以減緩皮質醇的分解，讓體內保留皮質醇的時間更長——體內有長效的皮質醇有助於身體的壓力管理。此外，還有一種叫做地黃的草本植物也有助於支持腎臟，在中醫的觀念中，腎是生命的源頭，養腎能安神。

對於那些同時有注意力缺陷的人，假馬齒莧和雷公根也有助於提高注意力，還能減少焦慮。這兩種藥草在阿育吠陀醫學中可以相互替換，我總是同時想到它們，就好像這兩者是同一種藥草。目前正在研究假馬齒莧在改善記憶力方面的功效。

碧蘿芷具有出色的抗氧化作用，已被證明可以改善注意力。左旋茶胺酸這種胺基酸也很不錯，可以增加GABA，降低焦慮感，還能同時增加多巴胺，提高注意力。

左旋茶胺酸可當做標準劑量服用，每天定期服用三次，或視需要在約會或工作面試等引起焦慮的事件前服用。

草藥師如何治療躁鬱症？

路是一位五十四歲的男性，已婚並育有三個成年子女。他一生大部分時間都很躁動，通常每天工作二十小時，他的心思很敏銳，能夠快速分析複雜的訊息，清楚地書寫出來，但最近，他的記憶力、注意力和寫作能力都出現了問題。他的母親在四年前去世了，這對他產生的影響很沉重，他陷入了重度憂鬱，不久後，他被診斷出患有躁鬱症。在他到我們這裡就診時，他感到非常沮喪，但促使他來看診的原因卻是因為他出現了認知障礙。

路在到我們診所就診前一年就開始有認知障礙的問題，除了記憶問題外，他的ADHD症狀也有所加劇，很難堅持完成一項任務，就連一件小事都難以完成。由於認知能力下降，他的初級保健醫師判定他是短期殘疾狀態，他接受了睡眠障礙評估，以排除是否有睡眠呼吸中止的問題——這是記憶障礙的常見原因。

他沒有得到其他診斷或治療。他還有其他的重大醫療問

題，包括第二型糖尿病、超重、慢性腸躁症、腹瀉——他每天都腹瀉，而且持續一整天。

此外，他也難以入睡，經常服用苯海拉明（Benadryl）這種抗組織胺藥物讓自己入睡。

要改善記憶力，在治療上需要解決所有損害大腦並引起發炎的代謝因子，這些會促成澱粉樣斑塊生成，斑塊實際上是這些代謝損傷的結果。在路的案例中，腦的損傷來自於腸胃健康不佳（慢性腹瀉和腸躁症）、胰島素阻抗、第二型糖尿病、肥胖、壓力高、睡眠品質不佳、抗膽鹼劑（膽鹼會形成我們的記憶，抗膽鹼劑會導致記憶困難）和不穩定的躁鬱症。

為了解決潛在的代謝問題，我們首先必須穩定他的情緒波動並改善其生活型態。他來找我時正在服用鋰，但因為另一位患有躁鬱症的家庭成員服用卡馬西平的效果很好，在他的要求下，我們開始給他服用卡馬西平來穩定情緒。

為了提高記憶力，我們先從飲食著手。

我們安排他進行排除飲食法 P080 來解決慢性腹瀉的問題，腹瀉阻止了藥物和補充劑的吸收，因為這些全都直接通過腸胃道，沒有被消化。他發現他對堅果、大豆和雞蛋過敏，當他避免這些食物時，腹瀉就停止了。他還進行了內視鏡檢查，發現有巴瑞特氏食道症（Barrett's esophagus），這是一種癌前病變，我因此為他開立了氫質子幫浦阻斷

劑（巴瑞特氏食道症被認為是食道長期受胃酸逆流侵蝕而造成的黏膜病變，使用抑制氫質子幫浦的藥物可做為治療對策）。

我們還認為焦慮也是引起他腹瀉的原因，我推薦喝洋甘菊和北美黃芩茶。他可以把它泡成茶喝一整天，讓他保持冷靜，這也能改善壓力水平，提高他的睡眠品質。洋甘菊是一種有益消化的健康藥草，也是一種溫和的鎮靜劑。

一旦解決腹瀉問題，我們就開始進行生酮飲食。生酮飲食對改善認知障礙的功效已經過許多研究證實。路很容易就接受生酮飲食並且輕鬆上手，他的體重減輕，而且因為服用小蘗鹼這類補充劑，他還得以擺脫他的糖尿病藥物。這些都是在他的初級保健醫師的同意下完成的。我還鼓勵他吃有機食品，避免加工食品。

他有一段時間會遵守飲食習慣，也有一段時間會暴飲暴食。當他暴飲暴食時，他的腹瀉和糖尿病又復發了，他不得不重新開始服用二甲雙胍類藥物益糖定（metformin），我鼓勵他同時服用維生素B_{12}，因為二甲雙胍這類藥物和氫質子幫浦阻斷劑一樣，都會阻止B_{12}的吸收。

此外，我還鼓勵他每天進行二十分鐘的有氧運動。

建議的額外補充品有三千毫克魚油脂肪酸，而為了幫助他入睡，建議全天補充北美黃芩。我們還讓他服用可在www.brainmd.com網路商城購買的促智劑——大腦和記憶力增強劑（Brain and Memory Power Boost），來改善病情。

對他來說最大的挑戰是穩定情緒。當他生活中有不順心的事情發生

時，他就會跑去吃東西，無節制暴食——可能是酗酒或暴飲暴食——在躁鬱症的躁症期間是很常見的。他最終決定參加一個住院計畫，之後再參加一個針對飲食失調的門診計畫，住院計畫和飲食行為改善計畫都讓他獲益良多。

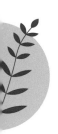

Chapter 15

睡眠草藥學
睡得好，世界更美好

睡個好覺會讓世界看起來更美好。在生活中，我們都曾有過睡不好的經歷，從失眠的經驗中，我們知道自己會變得不夠警覺，思考不夠清晰和敏捷，變得更易怒，犯下更多錯誤。睡眠對我們的健康和心理功能至關重要。

研究顯示，睡眠需求有一鐘形曲線，大多數成年人的睡眠時間是七到九個小時，兒童和青少年需要更多的睡眠，隨著年齡的增長，我們所需要的睡眠會減少。

睡眠可能會被許多事情打亂或干擾，也許是腦中有所掛念，不論是與配偶或孩子吵架，還是工作挑戰，都會打亂睡眠。這是一種正常的體驗，只要這樣的日常體驗不會變得紊亂，一旦挑戰解決，應該就會恢復正常的睡眠模式。

睡眠中斷和睡眠品質不佳與許多慢性疾病的風險增加有關，例如肥胖、第二型糖尿病、胰島素阻抗，以及憂鬱症（關於胰島素阻抗及其對

認知和情緒的影響請參見第十章）。當睡眠長期受干擾時，會對身體的其他部位產生長遠效應，造成內分泌系統、自主神經系統（戰或逃系統）和免疫系統失調，讓人更容易受到感染和疾病的侵害。

精神疾病對睡眠的影響

精神疾病通常會導致睡眠障礙。

焦慮感

焦慮是讓人無法入睡或持續睡眠的常見原因，焦慮的大腦到了晚上依舊會忙碌地轉動著，不斷地思考，有時會思考一些不重要的事情，但就是不會停止思考，而這會阻止你入睡。即使在睡覺時，焦慮的大腦也可能在工作，它會在凌晨兩、三點或四點叫醒你，然後立即開始進入忙碌的階段，這樣你就無法再輕易入睡了。焦慮會使你的睡眠斷斷續續，導致你整夜輾轉反側，即使你整夜睡覺或在床上躺了整整八個小時，也不會覺得自己得到充分的休息。

焦慮的一個特徵是害怕失去控制，或是覺得自己好像正在放棄掌控權，這可能是讓人無法入睡的一項重要因素；若對某個人來說放鬆腦袋等同於失去控制，那麼入睡就會成為一種可怕的經歷。

對失去控制的恐懼最好是透過治療來處理，尤其是認知行為治療，這會很有幫助。通常，在白天就要試著放鬆，並降低焦慮閾值，這些都有助於夜間入睡，這樣或許能縮短試圖入睡時所要跨越的距離。治療焦慮型失眠的最佳方法當然是治療焦慮症本身（參見第十二章和隨後的治療方式）。

要入睡的一個重點是**安全感**。

讓人感到安全的因素因人而異，對於某些人來說，養隻大狗和在門上加鎖可能有所幫助，對於其他人來說，使用白噪音機器或將手機放在床頭櫃上「以防萬一」，還可能有所幫助（我通常會建議患者把手機放在臥室外面，但若覺得手機在身邊比較舒服，也是可以選擇把它留在房間。可能的話，我建議把它關機並放在抽屜裡，這樣你就不太可能在睡前滑手機）。許多曾遭受過性虐待的人會將受虐經驗與夜晚和床聯結起來，因此會很難放鬆到足以入睡的地步——過度警覺會讓人保持清醒。

請盡一切可能幫助自己在臥室中找到安全感，這是改善睡眠和安定身心的首要工作。

憂鬱症

憂鬱症也是造成睡眠中斷的一個原因，憂鬱症經常會破壞正常睡眠節奏，導致日夜顛倒。例如，晚上睡覺，白天清醒是正常的，我們的身體會對自然光的節奏做出反應，而褪黑激素有助於保持這些節奏的正確

順序，但是當一個人情緒低落時，他們可能會在白天睡覺，晚上清醒。情緒低落可能會讓人在白天時睡上幾個小時，或者至少是賴在床上，不想做任何事情，若是發生這種狀況，就要處理嗜睡症——這是指過度睡眠和白天嗜睡的情況。

嗜睡症是精神憂鬱自然導致的結果，也會使得憂鬱症的治療變得更加困難，因此，改善憂鬱症患者的睡眠非常重要。我強烈建議患者要在白天盡可能地保持清醒，離開床，即使只是待在沙發上也好，此外，從事適度的溫和運動——即使只是在附近的街頭散步——也可以造成很大的差異。

扎克・布希（Dr. Zach Bush）醫師規劃了一個簡單易上手的四分鐘運動，能幫助血液循環，讓一氧化氮流動，並且毫不費力地讓血液流動至全身，只要能站起來移動手臂即可，任何人都可以做到。你可以在以下這個網址找到解釋這項運動的影片：https://www.youtube.com/watch?v=PwJCJToQmps

要讓憂鬱的人鍛鍊身體往往會遇到很大的阻力——任何人在沮喪時最不想做的事情就是運動。我很明白這一點，因此，不要將這視為運動，而應僅視為動作。只是要移動身體，不要讓自己躺在床上、連續幾個小時都維持在水平姿勢——光是移動身體，就能夠開始轉移憂鬱症的重擔。就算只做一遍，這套四分鐘的運動也很有幫助。

至於那些夜貓子也是如此。有些人天生喜歡在晚上醒著，白天睡覺，我很開心有這樣的人，因為我們的社會需要他們，他們是守夜不眠

的警衛，是值夜班的醫師和護士。然而，當夜貓子情緒低落時，上夜班對他們沒有任何好處，治療憂鬱症時，最好在午夜前入睡。

憂鬱的人也可能會在清晨醒來，在凌晨兩、三點或四點醒來。憂鬱情緒中可能夾雜著一些焦慮，所以也可能同時需要處理憂鬱和焦慮。

想要治療嗜睡、失眠和早醒，最好的方法是治療憂鬱情緒。（詳見第三章。）

躁鬱症

躁鬱症患者尤其需要良好的睡眠。失眠通常是躁症發作的早期症狀，當情緒穩定時，睡眠通常是穩定的，這意味著人可以入睡並保持睡眠狀態，並在第二天醒來時感到充分休息。在躁症發作期間，神經系統變得過度活躍，要讓它平靜下來可能需要非常多的努力。神經系統竟然可以變得這麼激動，著實讓人吃驚，基於這個原因，嘗試在萌芽狀態就阻止它的進程，確保每晚都有睡眠——而且最好是在午夜之前就寢，會是個好主意。一旦讓晝夜節奏失控，就很難控制情緒的波動。

我有一個病患連續幾天沒睡覺，她是沒有情緒波動起伏的那種躁鬱症，也不像一般人有出現憂鬱或焦慮的問題，但是她過去曾有酗酒的問題。更令我吃驚的是，她的失眠問題反覆發作，就好似她患有第二型躁鬱症，但是她躁症的唯一症狀就只有失眠而已。她很痛苦，得去醫院看診，才能拿到幫助入睡的藥物，唯一能夠幫助她睡眠的藥物是打一針抗

精神病藥物。最終,她每月接受一次注射,以穩定她週期性的失眠症,之後她沒有再住院過。

睡眠呼吸中止症

睡眠呼吸中止是睡眠中斷的一種特殊情況,我在超重和正常體重者身上都有看過睡眠呼吸中止。如果有人在白天過度疲勞,甚至會在開車等紅綠燈時睡著,那麼即使他們每晚「睡」了八小時,還是有必要調查他們的睡眠。

睡眠呼吸中止是一項重大疾病,不僅危害患者的心理健康,也對整體健康產生影響,它會導致高血壓、血管疾病和精神疾病。然而,許多人都不想接受睡眠分析,因為他們認為自己無法在如此人工和充滿檢測設備的環境中入睡,擔心結果會是不準確的,還有許多人不想去做睡眠測試,是因為不願戴上治療睡眠呼吸中止的面罩。所幸,目前正在開發新的評估和治療方法。

睡眠呼吸中止必須加以治療,才能控制潛在的精神疾病。坦白說,我不是睡眠藥物的粉絲,它們的副作用很多,還有可能會上癮,而且有時完全無效,藥物也常會漸漸失效,需要提高劑量,或是改變藥物類型或等級,如果還有藥物之外可改善睡眠的可能性,我更喜歡這樣的選項。然而,就像上面所提,使用藥物有時是必須的,此外,透過明智的安排,可以安全地同時使用藥物和藥草,從而降低藥物劑量。

應避免使用含有聯苯胺（diphenhydramine）成分的非處方產品，藥品名為苯海拉明（Benadryl）。這種化學物質是一種抗膽鹼藥物，其副作用是鎮靜；產生記憶需要膽鹼，而抗膽鹼的化學物質就會阻礙記憶的形成。其他副作用包括體重增加（它也會讓人有飢餓感）、口乾和腸道乾燥——這可能會導致便祕。

苯海拉明這類藥物對老年人特別有害。

使用補充品來改善睡眠

> **重要提示**：與往常一樣，若是有嚴重的睡眠問題，請諮詢保健醫師。以下所有建議都不能代替良好的睡眠習慣。

焦慮是難以入睡的常見原因。在討論焦慮症那一章中所提到的全部藥草都適用於此。降低白天的焦慮感通常是睡個好覺的關鍵，這會幫助你容易入睡，也可以維持睡眠狀態。

有用的胺基酸

分別如下：

褪黑激素

褪黑激素是種流行的助眠劑，它是一種具有多樣功能的荷爾蒙，能夠讓生物節奏同步，而生物節奏中最重要的兩項便是晝夜節奏（控制荷爾蒙系統）和正常的睡眠需求。

褪黑激素誘導睡眠的效果僅在二十五％至三十％的族群中有效，其效果取決於劑量，劑量愈高，就愈有可能助眠。褪黑激素通常會與許多其他有助於睡眠的補充劑和產品結合使用。

不過，褪黑激素有一些不為人知的副作用，如果服用劑量太高，很容易會在睡夢中驚醒，若你在服用期間有發生這種情況，請減少劑量。有些人抱怨早上醒來時會有宿醉的感覺，所以若是遇到這種情況，也請減少劑量。

褪黑激素可減少產生睡意的時間——即一個人入睡所需的時間，因此若是有難以入睡的問題，它可能會有所幫助。在保持睡眠方面，它並沒有特別的效果，若是同時有這兩個問題，請考慮使用褪黑激素的長效錠製劑或組合產品（注意！褪黑激素在臺灣是處方藥）。

左旋茶胺酸

茶胺酸是一種從綠茶中萃取出來的胺基酸，左旋茶胺酸可以刺激GABA的受體，讓千頭萬緒的大腦安靜下來，以便入睡。一些廣泛銷售的商業製劑在藥局、甚至地方藥店都可買到，當中含有茶胺酸和褪黑激素——這是一個非常好的組合。

若是只想嘗試單方的左旋茶胺酸，可以從睡前一百毫克開始，然後從那裡開始調整劑量。在服用第一次後，若是四十五分鐘後還醒著，請再服用一劑，依此往上加，直到找到所需的劑量；請在隔天不需要在特定時間起床或有重要事情要處理的晚上進行這項嘗試。整晚服用這些劑量可能會讓人隔天有點宿醉感，一旦確定好入睡所需的必要劑量，之後就應該不會有宿醉感。

色胺酸和5-羥色胺酸

　　這兩種胺基酸都是血清素的前驅物，可以讓人非常放鬆。它們對於放鬆、提升情緒、減少焦慮和睡眠都很有用，特別有助於保持睡眠──可能是因為它們具有抗焦慮的作用。**不要同時服用兩者**，請嘗試其中一種即可。

　　色胺酸的劑量為睡前五百毫克，持續一週，每晚增加五百毫克，直到達到預期效果或達到最大劑量（一千五百毫克）。5-羥色胺酸的劑量是睡前一百毫克，持續一週，每週增加一百毫克，其最高劑量是每天三百毫克，可以在白天分數次服用，因為在白天放鬆通常有助於夜晚的好眠。

輕度失眠的商業製劑

　　以下為對輕度失眠有幫助的製劑：

讓我自然入睡（Put Me To Sleep Naturally）是亞曼醫師開發的安眠藥，我的許多患者都信誓旦旦地保證有效。若是你的睡眠障礙是由於緊張和壓力造成的，確實值得一試。其成分有：褪黑激素一・二五毫克、GABA三百毫克、甘胺酸鎂（或蘋果酸鎂）一百毫克、維生素B$_6$十毫克（一種有鎮靜作用的維生素）、5-羥色胺酸五十毫克和左旋茶胺酸一百毫克。這項產品的主要作用物是褪黑激素，剩餘的成分則是支持性的。你可在www.brainmd.com網站上選購。請按照瓶身的說明服用。

好眠

好眠（Sound sleep）是由蓋亞草本 P262 推出的，是一種很好的助眠藥草組合，對於輕度或偶爾的失眠很有幫助。本產品含有西番蓮、北美黃芩、卡瓦醉椒、纈草、加州罌粟和啤酒花。請按照瓶身說明服用。

藥草製劑

關於藥草製劑的說明：我在書中列出了許多可能的選擇及其一些具體特性，你可以一一嘗試，看看哪一種適合你。通常，將藥草組合成複方時效果最好，可以發揮藥草之間的協同作用，因此，下面列出一些組合以及參考。

因焦慮或大腦忙碌而導致失眠

以下為焦慮型失眠的選擇：

磷脂醯絲胺酸

磷脂醯絲胺酸（Phosphatidylserine）如果在早晨因極度焦慮而醒來，這種胺基酸會很有幫助。睡前服用，可幫助人在早晨放鬆。這是以PS100的名稱在櫃臺販售。請按照產品說明服用。

遠志

這種藥草傳統上被用來處理焦慮和恐懼。它具有鎮靜作用，可以助眠，對於那些因為害怕入睡或沒有安全感而難以入睡的人來說，可能特別有效，此外，它似乎有助於提高認知。服用過高的劑量可能會引起噁心和嘔吐，有胃炎、潰瘍或懷孕時請勿使用。它有顆粒劑（浸泡在熱水中製成茶湯）和酊劑的型式。不要將其與塞內加蛇根混淆。請按照產品的瓶身說明服用。夏威夷製藥 P262 是個很好的選擇。

茯神

是一種鮮為人知的藥用蕈類，其菌絲體會在地下形成一個實心的球狀物，類似於一個大椰子，在採收球體後，將其製成酊劑。這種蕈類稱為茯苓，但我沒有在美國找到以此名稱販售的產品，不過有在販售茯苓

皮，是將這種菇蕈的皮當做利尿劑使用。茯神是這種蕈類的內層白絲，用於處理失眠，而且有很好的提神功效，因此也可用於憂鬱症。夏威夷製藥 P262 有推出無酒精的酊劑，請按照所購買的瓶身說明服用。

請注意它的鎮靜效果非常好，因此一開始請在晚上嘗試，最好是在隔天沒有排定要事時嘗試，若是你第二天早上醒來覺得有宿醉感，請減少劑量。我個人使用過這個產品，發現它的鎮靜效果非常好，第二天我感到很開心，而且沒有什麼惱人的副作用。

肉荳蔻

肉荳蔻最為人熟知的用途是用做烹飪的香料，但是它對睡眠也有幫助。最好是使用新鮮的，但如果沒有整顆肉荳蔻，也可以試試商家販賣的乾粉。在你喜歡的任何介質（燕麥片、鄉村起士、茶等）中加入四分之一茶匙，睡前一小時服用。每三天將劑量增加四分之一茶匙，直到達到四分之三茶匙，或是你已像嬰兒一樣熟睡。我個人的經驗是肉荳蔻會帶來非常深沉的睡眠。

請小心劑量，超過四分之三茶匙可能會導致幻覺。最好是購買整顆肉荳蔻，然後在家中自己研磨即可。

啤酒花

啤酒花最為人熟知的功用是拿來釀製啤酒，但它也是一種放鬆劑，對放鬆肌肉痙攣有幫助，也有助於安神入睡。通常會將其與其他藥草

（纈草和檸檬香蜂草）混合，以幫助睡眠。伊斯利和霍恩在他們的《現代草藥典》中描述它「最適合體質躁熱、潮濕的人，這些人通常體重過重、臉色泛紅、性格火爆，有消化不良和失眠的問題」。

睡前服用兩滴可以改善睡眠。我個人偏好使用夏威夷製藥 P262 的無酒精酊劑，但有些人發現酒精酊劑更有效。請按照所購買的產品說明服用。

(椴樹)

又名西洋菩提。在歐洲將其製成飲品來販售，就像美國人喝茶或咖啡一樣，它具有讓人放鬆和溫和鎮靜的作用，有助於減緩壓力和緊張造成的影響；每天可喝一到三杯茶。椴樹花茶味道宜人，也有酊劑可選用。兒童也可安心使用。

椴樹花也可以用於沐浴放鬆。取一盎司（約三分之二杯，二十八公克）的香草放在粗棉布袋中，然後放入浴缸，或是將其泡成一杯濃茶（浸泡十到十五分鐘），然後倒入浴缸中。我建議在隔天沒有要事待處理的晚上嘗試。

(野燕麥)

這種草本植物可用來滋補神經，專門針對憂鬱症引起的疲憊感，它也可能有助於戒除成癮問題；酊劑需要由新鮮的乳白燕麥籽來製備。

野燕麥對於焦慮導致過度活躍的受傷兒童非常有幫助，可將其泡成

茶，讓孩童隨意飲用。目前也有推出無酒精的萃取物商品，可以添加在
果汁中。在美國，大多數產品是以燕麥的型式來銷售，使用方法與上述
相同。草本之家 P263 有推出無酒精酊劑。懷孕期間不可服用。

（西番蓮）

這種美麗的花可以減少肌肉緊張、緩解忙碌的大腦。在平靜頭腦、
讓人入睡這方面，它的助益最大。

西番蓮的效果往往會在夜間消失，因此經常會與其他藥草混合使
用，如纈草或北美黃芩。目前有酊劑和補充劑等型式可供選擇，若是你
願意，也可以將西番蓮泡成花草茶來喝，味道相當宜人。請按照所購買
的產品說明服用。

（貓薄荷）

貓薄荷是種溫和的放鬆劑和鎮定劑，對年幼的孩子甚至是嬰兒都有
幫助。

可將其泡成茶來飲用，**切勿煮沸花草茶，應採用浸泡的方式**。與茴
香結合使用時，對安撫煩躁的嬰兒和兒童非常有效，每天服用兩、三
次，每次一杯茶。

在伊斯利和霍恩的書中提到，貓薄荷對於壓力引起的腸躁症候群很
有效。用新鮮葉子製成的酊劑是種極好的結腸抗痙攣劑，就連對嬰兒也
有幫助，詳細配方可見本書一五五頁。

改善疼痛造成的失眠

以下藥草可用於疼痛導致的失眠：

加州罌粟

當疼痛是干擾睡眠的主因時，這種藥草很有用。做為罌粟科的一員，它具有溫和的止痛作用，也有鎮靜的效果。不過，服用這種藥草在尿液檢查中會呈現鴉片藥物的陽性反應——若是您的工作需要接受藥物測試，請切記這一點。目前也有與纈草混合的無酒精酊劑商品，請按照產品上的說明服用。

纈草

纈草可能是在歐洲銷售最廣泛的非處方安眠藥，它同時也是一種抗痙攣藥，可以促進肌肉鬆弛。通常會與其他藥草結合使用。研究顯示，單獨使用纈草需要數週的時間才能有效減少入睡所需的時間（或稱睡眠潛伏期），因此，一般會搭配其他效用較快的藥草一起使用，長時間下來，纈草便能發揮更好的助眠效果。

纈草的一項限制是其氣味，它帶有一種強烈的麝香味，有人形容這是臭襪子的味道，因此，嘗試這項產品時應將這點納入考量，但你也有可能並不介意。

纈草是一種很好的抗焦慮藥草，如果睡不好的原因是因為思考過

多，導致夜間無法入睡，或是醒來次數頻繁，這會是一個不錯的選擇。纈草在某些人身上偶爾會產生興奮劑的效果，反而會讓失眠惡化，但在嘗試之前是無從得知在一人身上是否有效。因為它具有很強的抗焦慮作用，也有可能會讓憂鬱症惡化。目前有膠囊和酊劑的型式，請按照產品瓶身的說明服用。

毒魚豆

又名牙買加山茱萸（Jamaican dogwood），具有良好的鎮靜效果，還能緩解疼痛——尤其是神經疼痛。因為對魚有毒，所以才有毒魚樹或毒魚豆的稱號，它對人是無毒的（除非你是美人魚），然而，它的鎮靜效果很強，對那些因疼痛而難以入睡的人很有用。夏威夷製藥 P262 有推出無酒精酊劑，而部落祕方 P263 則有推出補充劑。請按照產品瓶身的說明服用。

毒萵苣

又稱刺毛萵苣，這種鮮為人知的草本植物具有能夠讓人鬆弛和鎮痛的特性，其茶湯偏苦，最好與其他藥草混合飲用。毒萵苣可用於緩解疼痛，並且能讓人身心放鬆，它有助於改善因焦慮和擔心或身體疼痛而造成的睡眠障礙。

夏威夷製藥 P262 有推出無酒精的萃取物產品。就寢時以滴管取用一、兩管的量服用；也有膠囊型式。

用於神經系統的一般支持

有許多藥草可用以支持神經系統，以下則是一些對睡眠特別有幫助的藥草。

南非醉茄

正如其拉丁文學名中的somnifera，這個字直白的意思「睡覺去」，（somni = sleep，fer = going）。

南非醉茄有助眠的功效，我觀察到的是，這會讓人睡得更安寧，但不是直接產生很睏的睡意。蓋亞草本 P262 有推出很好的產品。每天服用兩次。

北美黃芩

黃芩以讓人放鬆的特性而聞名，是我個人最愛用的藥草。北美黃芩是一種絕佳的滋補藥草，可緩解緊張情緒，通常會與西番蓮結合使用。白天時可服用，它會緩解緊繃的神經和緊張，讓人更容易入睡。

刺五加

刺五加能夠讓HPA軸恢復正常，對睡不好的人來說很有用。它對那些大量攝取碳水化合物的人來說很好，尤其是因為焦慮而大吃大喝的人（好比說那些夜間暴飲暴食者）。刺五加最適合那些工作努力、盡情玩

耍但卻睡不著的人。目前有酊劑、無酒精萃取物、茶和補充劑等型式，請按照產品瓶身的說明服用。

知名的自然療法醫師吉爾・史坦斯伯瑞（Jill Stansbury）建議在處理長者的睡眠問題時，採用能增加老年人血液循環的藥草，而不是使用有鎮靜效果的藥草。老年人通常對鎮靜劑更敏感，而且大腦的循環通常已經減少；我認為她提出了一個非常好的觀點。她建議使用以下藥草來促進血液循環：人參、銀杏和南非醉茄。

一般的鎮靜藥草組合

南非醉茄

燕麥

西番蓮

纈草

購買上述藥草的酊劑或非酒精甘油酯，等比例混合在一起，睡前一小時服用一至二滴管的劑量，就寢時再取用一至二滴管。

（配方出處：《給衛生專業人員的藥草處方》，第四卷，吉爾・史坦斯伯瑞著。）

良好的睡眠衛生

目前已證明良好的睡眠衛生可以改善睡眠品質和安睡的主觀體驗。請養成以下睡眠習慣：

- 在涼爽、黑暗的房間裡睡覺。如果覺得有需要的話，建議可以使用遮光窗簾。
- 保持房間安靜和不受干擾。如果你覺得寵物可能會干擾你的睡眠週期，請將牠們從臥室中移走。
- 每天晚上在同一時間睡覺，每天早上在同一時間起床──即使是在假期或週末。
- 睡前兩小時停止看螢幕。將手機和其他電子設備移出臥室。
- 把電視機移出臥室。
- 僅將床用於睡眠和性生活，請避免在床上工作──尤其是千萬不要使用電腦。
- 提早開始你的睡前習慣：刷牙、洗臉、換睡衣，這樣你就不會在躺下前又讓自己睡意全失。
- 睡前避免飲酒；它最初是一種放鬆劑，但之後會變成一種興奮劑，破壞睡眠品質。
- 盡量避免小睡。
- 洗個澡。睡前兩小時泡澡可能會有所幫助。有些很好的精油可以幫助

你放鬆，試試薰衣草、羅馬洋甘菊、黑胡椒和迷迭香各兩滴，也可以加入一些瀉鹽或一種強效的放鬆藥草茶，如椴樹花。

· 運動。白天做運動也有助於降低夜間的緊張程度。晚上做運動可以幫助某些人放鬆，但也可能有喚醒的作用。傾聽你的身體，看看哪種更適合你。

· 睡前三個小時不要吃東西。

· 失眠的時候，永遠永遠不要去看時鐘。要是發現自己很想知道自己躺了多久還沒睡著，那就乾脆起床，去做些無聊的事吧——但不可以看螢幕！

有助於睡眠的夜間儀式

晚上洗澡

洗澡在醫學上稱為水療，幾個世紀以來，人們一直將它當做放鬆、改善血液循環的治療工具，在古代經常用來治療許多疾病，在隨便一本歷史書中都很容易找到羅馬、希臘和埃及浴場的圖像。希波克拉底建議用水療來處理許多疾病。許多人會前往礦物質含量高以及高溫的天然泉水做水療。

古代的大部分水療都會搭配精油和藥草一起使用，我認為這非常適

合用來治療現代人的焦慮、緊張和失眠。後文我會提供一些藥草和精油的建議，可能有助於放鬆入睡。

　　睡前至少泡個二十分鐘的熱水澡，讓你的身體浸泡在浴缸中，放鬆身心，使用放鬆的藥草或精油，搭配柔和的燈光，這應該會是一種舒適的體驗。

　　若想在泡澡時加入藥草，可將藥草放入粗棉布袋中，再讓藥草浸入洗澡水中。也可以將藥草放在剛剛沸騰的水中，浸泡十到十五分鐘，製作成濃茶，或是做成湯劑（將藥草燉二十分鐘），過濾後冷卻，再將濃茶或湯劑加入洗澡水中。可以嘗試其中一種藥草，或是混合當中的幾種，直到找出最適合自己的組合。

　　請記住一定要喝下充足的水分。

沐浴用的放鬆藥草

・椴樹花。

・洋甘菊（德國洋甘菊）。

・卡瓦醉椒，非常適合放鬆肌肉。

・薰衣草。

・貓薄荷。

・迷迭香，也有助於肌肉放鬆和提神醒腦 。

・啤酒花。

沐浴用的放鬆精油

（若是使用單方精油，每次沐浴取一至三滴，若是混合精油，則每次沐浴總共取六滴。）

・薰衣草。

・羅馬洋甘菊。

・黑胡椒（非常適合肌肉放鬆）。

・迷迭香。

使用精油時的安全注意事項：

在浴缸中泡澡時避免直接使用柑橘精油，它們可能會灼傷皮膚。可以添加椰子油這類基底油，或是少量肥皂，這樣可讓精油在浴缸中混合地更好，因為精油不溶於水。

助眠的物理醫學和身心療法

下列選擇或許也能幫上忙：

（針灸）

針灸可能對你很有幫助。針灸的主要作用是幫助人達到整體平衡，

但也有一些有助於睡眠的特定穴點。此外，針灸師可能會提供一些他們認為適合你的中藥配方，這也可以改善睡眠。

按摩

按摩對睡眠也很有幫助。定期進行治療性按摩也有助於降低緊張閾值，讓你入睡。

身心療法

以下列所有療法已證實都有助眠的效果。放鬆確實可以改善睡眠品質，這已獲得充分的基礎研究並且也得到下列這些療法的支持。

- 氣功。
- 太極。
- 瑜伽。
- 正念冥想。
- 認知行為療法。

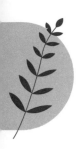

Chapter 16

緩解疼痛的草藥醫學
跳脫疼痛和情緒障礙的惡性循環

我之所以想要寫這一章，是想要提供一些非藥物的方法來處理急性和慢性疼痛。疼痛可能是導致情緒障礙的主要因素，可能會限制活動、人際關係，並對一人的生活品質產生嚴重影響。情緒障礙還會強化慢性疼痛的主觀體驗，形成惡性循環。

疼痛管理的物理治療

以下是緩解疼痛的非藥物方法：

整骨手法治療和顱骨整骨

在我執業生涯的前半段時間，我都致力於整骨手法醫學和醫學針灸。這些治療手法嚴重不足，實在是對患者護理的一大損失。

整骨療法（Osteopathy）是美國醫學界保守得最好的祕密，其療效鮮為公眾所知，這實在是一場悲劇，因為訓練有素的整骨醫師提供的醫療手法其實非常出色。整骨手法的技術很多樣，是根據患者的需要來施行，並且治癒效果好得令人難以置信。

整骨療法的創始人史提爾（A.T. Still）明白，身體具有自我修復和自我調節的機制，其結構和功能相互關聯，身體是一個整體——身體的所有部位都會相互影響。整骨醫師的目標是消除阻礙癒合的所有障礙，讓身體自癒。

我強烈建議任何有疼痛問題的人尋找專門從事手法治療的整骨醫師。顱骨整骨療法（Cranial osteopathy）是非常專業而且極為複雜的手法治療，對身體的癒合能力有深遠的影響。請尋找接受過這兩種訓練的醫師，你將獲得最好的治療。

如果你住在美國，以下是各區從業者的組織，可搜尋他們的組織或網站：

・美國整骨療法學會（The American Academy of Osteopathy）：https://www.academyofosteopathy.org/
・薩瑟蘭顱骨教學基金會（The Sutherland Cranial Teaching Foundation）：https://sctf.com/
・整骨顱骨學院（The Osteopathic Cranial Academy）：https://cranialacademy.org/

醫學針灸和神經穿刺

醫學針灸（Medical acupuncture）是由喬瑟夫・赫爾姆斯醫師在赫爾姆斯醫學研究所教授。相較於傳統的中國針灸，赫爾姆斯醫師所教授的針灸是屬於針灸能量學這一派別。針灸能量學是根據從中國傳入法國的古代文獻翻譯而來的，這樣美好的中西融合讓針灸同時能在自然療法中支持身體療癒，又能服務於現代醫學。赫爾姆斯醫師是位傑出的老師，他能將古代中醫的觀點和智慧優雅地融入西醫。他教授了關於針灸的一切：用針、電針灸、艾灸、刮痧、耳針和頭顱針，以及拔罐（使用杯子來增加血液循環，幫助肌肉放鬆）。

針灸在治療急性和慢性疼痛方面特別有效。在治療急性疼痛上，針灸能透過以特定經脈為基礎的療法，來減少腫脹、緩解疼痛和快速療癒，藉此輕鬆改善急性疼痛。不過，醫學針灸也對慢性疼痛非常有益。

由於疼痛是發生在身體的外圍，並透過脊髓傳遞到大腦，因此可以透過有策略地下針和通電，以減緩從脊髓到大腦的信號，進而減少大腦對疼痛的體驗。這種特殊的技術被稱為經皮神經電刺激（percutaneous electrical nerve stimulation，縮寫為PENS），由比爾・葛瑞格（Bill Craig）醫師所開發。赫爾姆斯醫師以他的疼痛模組來教授這項技術給內科醫師。

在美國，若是要尋找受過醫學針灸培訓的醫療從業者，請前往美國醫學針灸學會（American Academy of Medical Acupuncture）的網站：https://medicalacupuncture.org/。

針灸暨東方醫學博士麥克・科拉迪諾（Michael Corradino）也發現了經皮神經電刺激的好處，他稱他的這套系統為神經穿刺術。神經穿刺術在設計上也是使用針頭，根據策略來用針和通電，以減緩從脊髓到大腦的信號，如此一來便可減少疼痛感。科拉迪諾在神經穿刺術有限責任公司（Neuropuncture LLC）和一個線上針灸培訓網站——健康書報討論（Healthy Seminars）——向非醫師體系出身的針灸師教授這一特殊系統。如果你在美國，想要找像麥克這樣受過這套寶貴課程訓練的從業人員，可以造訪：https://neuropuncture.com/。

快速針灸

　　快速針灸（Rapid acupuncture）是由取得醫師學位、醫學博士和公共衛生碩士的理查・年紹（Richard Niemtzow）所開發的。利用功能性核磁共振（MRI）技術，年紹博士能夠辨識出耳朵上的特定穴點——這些穴點會與特定的器官或身體區域相對應。他的技術是為戰場醫療所開發，又稱為戰場針灸，不過這套技術不僅限於戰場，對於偏頭痛、眼睛和口乾，以及所有類型的疼痛都很有效。

　　這種特殊類型的針灸最常由軍方提供。如果你是軍人，請向你的主治醫師尋求轉介。

肌筋膜鬆弛術

　　肌筋膜鬆弛術（myofascial release）最初是一種整骨療法，現在是

由醫師和物理治療師提供。這項技術是一套操作身體的手法，藉此來放鬆肌肉和當中的結締組織——即筋膜，從而改善身體的運動並減輕疼痛。若是施行得當，這種技術的效果會非常好，它對過度的肌肉緊張和緩解事故或受傷後的肌肉和筋膜拉傷特別有幫助。

物理治療師約翰·巴尼（John Barnes）負責推廣和教授肌筋膜鬆弛術，讓患者更容易找到專業人員。他教過數百名從業人員，你能在他的網站上找到接受過他培訓的人士：https://www.myofascialrelease.com/。

按摩

以按摩來緩解疼痛的做法由來已久——尤其是當疼痛的地方在肌肉時。按摩遍及所有文化，在世界各地都有，目前在健康水療中心、沙龍、許多機場甚至一些購物中心都有按摩治療師提供服務。按摩的技術因人而異，取決於所找的按摩師、他們的訓練方式，以及客戶所要求的類型。我個人特別喜歡熱石按摩——尤其是與深層按摩技術搭配時，另外還有指壓按摩、反射療法、瑞典式按摩等等。

一位好的按摩治療師最容易靠口碑找到。你可以從附近的沙龍開始尋找，然後從那裡開始詢問沙龍提供的不同療程，進一步找出適合自己所需的。

要在家裡緩解肌肉痙攣，可以使用蓖麻油包，這非常有幫助。將油包放在疼痛的部位，例如下背部，敷上一個小時，緩解效果非常好。

製作蓖麻油包的方式有很多種，取決於製作油包的教導者。我喜歡

做實用、簡單、相對乾淨的油包，製作最困難的步驟是蓖麻油很容易搞得一團亂，而且需要裝好。

我自己偏好的方法是找一塊乾淨的白布，最好是用一塊沒有顏色或染料的白布，免得色素滲入皮膚，傳統上會使用法蘭絨，但即使是白色毛巾或手巾也可以。將布縱向對折，折成矩形，接著將布放在比它大個幾吋的塑膠袋上；把塑膠袋多出來的部分折到布邊上，先折長邊，再折短邊；最後用膠帶將其黏在布上，這樣會讓油包更穩固，也可防止油滲漏出來並弄髒其他東西。

沿著布的中心倒入蓖麻油，你會發現油的質地很厚重，不會很快滲入布料，給它一些時間——也許要三十分鐘，讓油滲進布料，然後就可以使用了。將油包放在疼痛部位，布面朝下。將加熱墊或熱水瓶放在油包的塑膠袋這一側。我喜歡在上面再放一塊薄布（如T恤），以免它粘在熱水瓶上，就這樣放著，休息至少一個小時。

若是要處理肌肉痙攣，可以在油中再加入三至四滴黑胡椒精油，讓它浸透布料。黑胡椒精油能夠讓肌肉非常放鬆，也可以在蓖麻油包中加入一些半邊蓮油，有助於緩解痙攣。

半邊蓮油的做法很簡單，只要拿杏仁油或葡萄籽油倒入裝有半邊蓮的容器中，浸泡兩週，就有半邊蓮油可以使用了。還可以添加少量具有肌肉放鬆特性的藥草酊劑，請參閱下面提供的例子，你會發現嘗試這類組合真的很值得。

如果有腸痙攣的問題，請在包裝中添加一些茴香精油。茴香精油是

一種極好的平滑肌鬆弛劑。每個油包加入三至四滴，混合到蓖麻油中，使其滲透。將蓖麻油包放在腹部，再於其上熱敷。

用於疼痛管理的藥草

就鴉片藥物氾濫的情況來看，以鴉片類藥物來治療慢性疼痛實在不是最佳選擇。在不使用鴉片藥物的情況下，針灸非常有助於緩解疼痛，還有助於戒除鴉片藥物。藥草也是一個選項，以下是對疼痛有幫助的藥草清單，是以疼痛部位和類型來分類。

用於處理干擾睡眠的疼痛

下列為適用的藥草：

加州罌粟

當遇到因疼痛而無法入睡的患者時，我第一個想到的藥草就是加州罌粟，它會與鴉片受體和GABA受體結合，因此既能讓人放鬆又能緩解疼痛。加州罌粟是用於戒除鴉片的眾多藥草之一，但是它會讓人在鴉片藥物尿液測試中得到陽性的結果，所以若是工作需要接受藥物測試，請留意這一點。

請按照產品上的說明服用。部落祕方 P263 和夏威夷製藥 P262 都有推出不含酒精的酊劑。由於加州罌粟具有鎮靜和放鬆的作用，因此白天請使用較小的劑量，睡前可使用較大劑量。

空心紫堇

空心紫堇的中文名稱是延胡索，這種藥草常用於止痛。紫堇屬有很多品種，每一種都有其價值。空心紫堇會對鴉片受體產生作用，已證實對神經疼痛特別有效。可在網路上購買，請按照所購買的產品上的說明服用。

毒魚豆

毒魚豆（牙買加山茱萸）具有溫和的麻醉作用，還有鎮靜效果，因此對於受疼痛干擾的睡眠很有用。但若長期使用會產生毒性，因此必須將使用時間限制在十四天。

它對三叉神經的神經痛有親和力，三叉神經痛患者會感到非常嚴重的疼痛，它還對頸部神經的疼痛具有親和力。它對偏頭痛、神經緊張型失眠和壓力引起的疼痛也很有用。

關於劑量，請按照所購買的產品瓶身說明服用。它與延胡索能夠搭配得很好；四份延胡索和一份毒魚豆的混合物有助於緩解疼痛加重。這裡要特別再叮嚀一次：由於可能產生毒性，因此毒魚豆不能連續使用超過兩週。

抗發炎性藥草

有許多藥草都具有抗發炎作用。這邊列出的是具有一般作用或用以處理肌肉骨骼發炎、特別值得關注的抗發炎藥草。

白芍

這是一種抗發炎效果非常好的藥草。針對那些熟悉美麗芳香的白牡丹的人，我要特別提出說明：這個酊劑是從植物的根部製成的，而不是花。在去除根部的樹皮後，就是稱為白芍的部分。亞洲國家使用它已經有一千兩百年的歷史，一直被用於治療關節和結締組織的肌肉痙攣、發燒和自體免疫疾病——如類風濕性關節炎和紅斑性狼瘡。我發現酊劑或甘油型式幾乎可立即緩解疼痛，也可以很快解決因關節炎而無法動作的關節。白芍也有一定的解痙作用。

我有很嚴重的骨關節炎，而且很年輕時就有這毛病。撰寫本書時，在打字一整天後，右肩膀會痛到我無法動手臂，我甚至得用左手把我的右手抬到鍵盤上。在某一天又出現這樣的狀況時，我完全無法移動自己的手臂，以疼痛量表一到十來說，我那時的疼痛程度就是到十。我吃下一滴管的白芍和一滴管的延胡索，幾分鐘內我就感覺沒那麼痛了，而且我也可以再移動我的手臂。

不是每個人都會有同樣的反應，但我發現在處理急性疼痛上，白芍是種相當可靠的的藥草。請按照產品瓶身的說明服用。

乳香

乳香自古以來就用於治療疼痛，對關節和周圍組織（如韌帶和肌腱）以及胃腸道都具有抗發炎作用。目前標準化的萃取膠囊含有五十％至六十％的乳香酸。每天服用三次，每次一千毫克；要達到有效劑量，請考慮粉末型式的產品，大多數配方的劑量都偏低。

薑黃

幾個世紀以來，人們一直把薑黃當做抗發炎藥，單獨食用時對腸道有抗發炎效果。如果你想要的效果是減少身體其他部位的發炎，則必須與脂肪和胡椒或胡椒萃取物（通常是以胡椒鹼的型式販售）一起食用。請依自身所需的效果來選擇產品類型，並按照產品瓶身說明服用。

薑

薑是眾所周知的抗發炎藥草，在非處方補充劑當中，通常混合有薑黃、乳香和薑，這三種藥草的組合非常有效。請按照所選擇產品的瓶身說明服用。

用於神經治療

吉爾・史坦斯伯瑞醫師在她的《精神病學和疼痛管理》一書中推薦了以下藥草：薑黃、薑、延胡索、南非鉤麻（或稱魔鬼爪）、銀杏。

將等量的酊劑或無酒精酊劑混合到瓶子中。根據需要服用一滴管（二十至三十滴）。若是有需要，可以每小時服用一次來緩解急性疼痛。可以在網路上購買所有這些酊劑，我個人偏好夏威夷製藥 P262 或部落祕方 P263 推出的無酒精配方。

下背痛和肌肉痙攣

以下為適合的外用草藥：

半邊蓮

又稱為印度菸草，對腰痛非常有幫助，半邊蓮對於持續不停的肌肉痙攣特別有用。可以將半邊蓮藥草泡在杏仁油或紅花油等油中，局部塗抹。要製備這樣的藥草油，只需將油倒入裝有半邊蓮的容器中，靜置兩週，在過濾出藥草後即可使用。半邊蓮油與蓖麻油混合，用於蓖麻油包時特別有效，也可以簡單地將泡過半邊蓮的油倒在蓖麻油上，讓它們一起浸入布中，使用方法就跟使用蓖麻油包一樣。

若是你需要更有效的方式，可以用醋來萃取乾燥的半邊蓮葉，如此能萃取出更多放鬆肌肉的成分：將乾燥的半邊蓮葉浸泡在蘋果醋中十五分鐘，在葉子上倒入兩杯沸騰的水，再靜置十分鐘；最後取出葉子，冷卻，將半邊蓮醋加入蓖麻油中，製成蓖麻油包。使用方法就跟使用蓖麻油包一樣。

有許多內服藥草有助於減少肌肉痙攣。以下這些特別值得一提：

歐洲莢蒾、櫻葉莢蒾

這些藥草因其緩和經期不適的功效而為人所熟知，然而，它們其實對任何肌肉痙攣或抽筋都有幫助。在格里芙夫人的《現代藥草》中，記載著這些藥草「用於治療各種痙攣、抽搐、癲癇和破傷風」。

歐洲莢蒾和櫻葉莢蒾也被稱為格爾德玫瑰（guelder rose，但實際上跟玫瑰差很遠），其樹皮可拿來泡茶、製作湯劑和萃取物，也有推出補充劑。將其泡成花草茶，味道微苦但還可以忍受。

不久前，我在準備打包搬家，所以經常彎腰、扭轉身體和搬運重物好幾個小時。若是我預估第二天會感到疼痛和僵硬，我就會為自己泡一杯莢蒾茶來事先預防，每三十至六十分鐘喝個一湯匙。在此，我很高興地跟各位報告，這個方法奏效了，當天晚上和第二天我都沒有肌肉痙攣的問題。

黑升麻

它是處理停經後問題最為人熟知的草藥，不過歷史上一直用於治療風濕性疼痛、肌肉痙攣和緊張。

在市面上銷售有它的藥草（製成苦茶）、萃取物和補充劑，雖然補充劑的廣告都是強調其適用於更年期後的保養，但它也適用於疼痛的紓緩；請按照所購買的產品說明服用。

（半邊蓮）

介紹見上文 P254，內服可用來泡茶，劑量應詢問合格專家。

此外，後文列出用於處理緊張性頭痛的所有藥草，這些藥草通常也有助於肌肉痙攣：

局部止痛精油霜

使用椰子油這類合適的基底油，將其放入約一百八十毫升的玻璃容器中，加入以下精油各三滴：黑胡椒、薰衣草、羅馬洋甘菊和迷迭香，以及二滴的肉桂和胡椒薄荷精油，攪拌均勻，根據需求經常塗抹在疼痛的部位。可以根據個人喜好更改精油的種類及其劑量。

緊張性頭痛

以下為適用草藥：

（藥水蘇）

很適合緊張性頭痛，最好以酊劑或茶的型式服用。茶的後味是舒服的香草味，我建議添加一滴香草精來增加味道，從每天三至四杯開始，持續兩週，當頭痛狀況開始消退，再將茶的劑量減到每天一至二杯。

這種藥草對受傷後的頭痛也很有效。

史坦斯伯瑞醫師的緊張性頭痛酊劑

史坦斯伯瑞醫師的緊張性頭痛複方茶非常有效，可以自行購買單獨的酊劑，按照配方中的說明加以混合，製作出複方酊劑，或是可以找草藥師為你製作酊劑。請注意，酊劑通常是用酒精製成的，若是想避免使用含酒精的產品，可以使用不含酒精的替代品。我對無酒精產品的首選品牌是夏威夷製藥 P262 或部落祕方 P263。

史坦斯伯瑞醫師的緊張性頭痛酊劑

將下列酊劑混合（一茶匙等於五毫升）：

肌肉型的緊張性頭痛酊劑配方

10毫升卡瓦醉椒

10毫升加州罌粟

10毫升黑升麻

10毫升紫菫（延胡索）

10毫升毒魚豆

10毫升蛇根木

每天服用三次這個配方，每次一茶匙。要處理急性肌肉痙攣和緊張性頭痛，可每十五分鐘服用一茶匙，隨著症狀的改善來減少劑量。

（配方出處：《給衛生專業人員的藥草處方》，一六四頁。）

關於當中提到的蛇根木，在此要做點說明，這項產品一般不會出酊劑，只有當做順勢療法（或稱同類療法，homeopathy）中用的母酊劑（mother tincture）來出售，母酊劑是製造其他順勢療法的原始植物性酊劑，是由六十五%的穀物酒精所製成。**切勿單獨服用**，一定要與其他產品混合使用。

偏頭痛

鎂

鎂是偏頭痛的好朋友，每天服用四百至六百毫克的甘胺酸鎂會有所幫助。這樣高的劑量可能會導致拉肚子，如果發生這種情況，請減少服用劑量。

款冬花

又稱蜂鬥菜，每天服用七十五毫克有助於預防偏頭痛。

款冬屬的植物含有一種暱稱為PA（pyrolyzing alkaloids，熱解生物鹼）的化合物，一般認為這有毒性，尤其是對幼兒。請購買不含PA的產品。

小白菊

款冬常與小白菊（又稱解熱菊〔Feverfew〕）一起使用。針對小白菊的早期研究顯示，新鮮食用時最為有效——無論是泡成茶或服用以新鮮植物製成的酊劑，不過市面上販售的多半是乾燥後的產品。針對乾燥小白菊的研究結果不盡理想，但我有些患者表示小白菊非常有幫助。

關節炎造成的關節痛

薑膏對關節疼痛有幫助，還可以改善關節功能。你可以使用類似製作蓖麻油包時使用的布 P249 來當此藥膏的貼布，然後在布上加入磨碎後新鮮冷凍的薑根。在研磨時，薑會出汁，這時可以將其鋪在布上，然後將布放在疼痛的關節上包裹並固定。可以放置一夜；當有發炎時，會感覺藥膏在發熱，只要可以忍受，就應該盡可能堅持下去。薑膏可以減輕疼痛、腫脹，還能改善關節功能。

所有具有抗發炎或止痛作用的藥草都可用於治療關節炎的疼痛。黑升麻 P255 對骨關節炎和類風濕性關節炎的疼痛也非常有幫助。

常用於治療骨關節炎的補充劑

葡萄糖胺、軟骨素和有機硫（methylsulfonylmethane，全名為甲基硫醯基甲烷，簡稱為MSM）通常會製成補充劑一起出售。

硫酸軟骨素

可改善疾病進展、疼痛和可測量的關節功能。如前所述，它通常混合有葡萄糖胺和有機硫，不過源美（Source Naturals）P263 有推出單一配方。每次服用六百毫克，每日三次。

葡萄糖胺

可改善僵硬，但不會改善疾病進展。僅有複方產品。

有機硫

有機硫在緩解疼痛和功能上比安慰劑好，但對於僵硬問題沒有效果，不過，研究使用的劑量是每天六克，分成兩次服用，每次三克。大多數在店面販售的產品劑量要小得多，若要如果使用有機硫，請考慮使用粉末的劑型，並將劑量調整至相當於每天兩次，每次三克。

保哥果

目前發現保哥果（Pau d'arco）酊劑可以保護軟骨和其下方的骨骼，而且具有緩解疼痛和改善身體功能的作用。在網路上可購買到酊劑和無酒精的酊劑，請按照產品瓶身的說明服用。

結 語

草藥醫學的歷史悠久，至今仍在世界各地廣泛使用，我們可以說這是種傳統醫學，世界各地的不同文化早在西方醫藥出現前就已在施行。比起藥效強勁和猛烈的藥物，草藥醫學提供較為溫和且有效的療法，而且副作用較少。

我個人喜歡使用藥草，在我自己的家裡，從蚊蟲咬傷到助眠，用的都是藥草，它們的用途真的相當廣泛。我覺得最棒的一點是，我們可以種植纈草這類鎮靜劑，只要摘下來服用，便可緩解焦慮，或者也可以在院子裡種北美黃芩，泡壺美味又舒緩的放鬆茶。在我家附近長有野生的毛蕊花（Mullein），當我需要止咳的配方時，我便直接出門去採。

藥草有其適應症和特性，要有效利用，需要學習和培養經驗。雖然當需要藥物治療時，我們應當適當使用藥物，不過，廣闊的藥草世界提供了許多安全而有效的照護選項和機會——而且就在花園裡。

附　錄

然萃維	Nature's Way	・官網：https://naturesway.com ・Iherb可找到然萃維的部分產品
夏威夷製藥	Hawaii Pharm	・官網：www.hawaiipharm.com
喜瑪拉雅製藥	Himalaya	・Iherb可找到喜瑪拉雅製藥的部分產品
蓋亞草本	GAIA herbs	・官網：https://www.gaiaherbs.com ・Iherb可找到蓋亞草本的部分產品
草藥師和鍊金術士	Herbalist & Alchemist	・官網：https://www.herbalist-alchemist.com
瑞吉名特	Regi-mint	・官網：www.regimint.com
康萃樂	Culturelle	・官網：https://www.culturelle.com ・Iherb可找到康萃樂的部分產品
佳力士	Gallexier	・官網：https://www.salus-haus.com（佳力士為其中一個品牌，主打跟消化有關的草本產品） ・Iherb可找到佳力士的部分產品

瑜伽茶	Yogi Tea	• 官網：https://yogiproducts.com • Iherb可找到瑜伽茶的部分產品
都會月光	Urban Moonshine	• 官網：https://www.urbanmoonshine.com
部落祕方	Secrets of the Tribe	• 官網：https://secrets.shop
有機苦精	Organic Bitters	• 在www.mercolamarket.com可買到的是 Dr. Mercola Organic Digestive Bitters
草本之家	Herb Pharm	• 官網：https://www.herb-pharm.com • Iherb可找到草本之家的部分產品
賈羅	Jarrow	• 官網：https://jarrow.com • Iherb、PCHOME等平臺可找到賈羅的部分產品，但比較沒看到本書中提到的紅景天。
諾奧	Now	• 官網：https://www.nowfoods.com • 臺灣由「Now健而婷」總代理：https://www.nowlife.com.tw/
有機印度	Organic India	• 官網：https://organicindia.com • Iherb可找到有機印度的部分產品
賀發研究公司	Horphag Research	• 官網：https://www.pycnogenol.com/home/（為碧容健專利公司） • 有臺灣代理引進，製成各種產品
源美	Source Naturals	• 官網：https://www.sourcenaturals.com • Iherb可找到源美的部分產品

麥特金尼斯	Metagenics	• 官網：https://www.metagenics.com/ • 臺灣由「中華生醫」總代理：https://www.metagenics-prisma.com/
索恩	Thorne	• 官網：https://www.thorne.com/ • Iherb可找到索恩的部分產品
克萊爾實驗室	Klaire Labs	• 官網：https://klaire.com/
傳統保健	Traditional Medicinals	• 官網：https://traditionalmedicinuls.com/ • Iherb可找到傳統保健的部分產品

健康
Smile

92

健康
Smile

92

健康
Smile
92

健康
Smile

92